의료 중국어회화2

의료 중국어 회화

김진아 지음

2

HU:iNE

머리말

우리나라는 눈부신 경제성장과 더불어 의료분야에서도 발전을 이루어 2006년에는 외국인 환자를 2천만 명 유치하여 66조 원의 성과를 거두었으며, 2012년에는 4천만 명이 넘어 110조 원의 부를 창출하였다. 과거 부유층과 중증환자에 대한 미국, 독일 중심의 해외환자 시장은 싱가폴, 태국 등이 新의료 허브로 등장하면서 각국 간의 해외환자 유치시장 선점을 위한 경쟁이 심화되고 있으며, 이제는 미국과 일본도 국가 차원의 해외환자 유치를 시작하기에 이르렀다. 뿐만 아니라 의료 선진국들은 신흥국 중심으로 의료 현대화 투자에 주력을 하고 있는 상황이다.

우리나라는 의료 신흥국에 비해 의료기술 수준이 매우 높은 편이고 의료 선진국과 비교해서는 상대적으로 의료비가 저렴하며 또한 신속한 진단과 치료시간, 첨단 의료장비 IT기반 시스템 등의 국제 경쟁력을 보유하고 있다. 이런 우리 의료의 장점을 활용한 해외환자 유치시장의 증가가 의료통역 시장에도 활력을 불어넣고 있다. 의료시장의 활성화와 해외환자 유치에 따른 의사소통의 불편함을 줄이기 위해 5년 전 보건복지부 인력개발원이 주도가 되어 한국외국어대학교 통번역대학원 교수와 서울대 의대 및 여러 병원의 의사들로 구성된 자문단이 발족되어 의료통역사 과정과 코디네이터 과정 교육 프로그램을 개발하여 해마다 교육을 실시하고 있다.

사이버한국외국어대학교 중국어학부는 이러한 시장의 흐름을 읽고, 시장 수요에 부합한 콘텐츠를 제작하여 학습자들에게 실용적인 전문분야의 이론과 필요 콘텐츠를 제공함으로써 수요자와 공급자 모두가 만족할 만한 성과를 이룰 수 있도록 노력하였다.

의료 중국어회화2는 총 13주차로 구성되어 있다. 내용면에서 볼 때 크게 세 부분으로 나뉜다. 첫 번째는 환자가 입원에서 퇴원까지의 모든 과정, 두 번째는 치과 진료과

목, 세 번째는 산부인과 등 일상생활 중 진료 빈도수가 높은 병명으로 구성하였다. 한편, 책의 구성에 있어서 매 3과마다 복습주차를 넣어 그동안 배운 내용들을 복습할 수 있도록 꾸며 학습의 부담감을 줄이는 대신 배운 내용을 평가할 수 있도록 하여 학습의 효과를 높였다.

복습과를 제외한 모든 과에서는 학습자들에게 병원 현장에서 접할 수 있는 진료의 기본적인 상식을 텍스트로 제시하여 의료에 대한 지식과 정보를 얻을 수 있도록 하였다. 또한 의사와 환자의 상담 회화를 통해 다시금 의료에 대한 지식을 터득하고 반복적인 학습을 할 수 있도록 구성하였다.

모쪼록 이 책이 의료 중국어에 관심 있는 학습자들에게 현장에 나가기 전 모의 실전 연습에 도움이 되기를 바라며, 나아가 현장에서는 學而致用할 수 있는 기회가 되기를 바란다.

2016년 8월

김진아

의료 중국어 회화 ❷

목차

1 주차

건강검진 상담 및 결과
体检咨询及体检结果情景

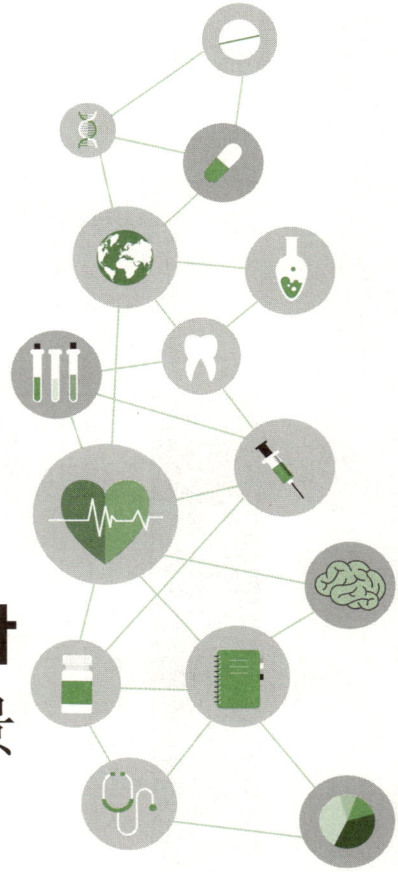

학습내용

검강검진 전 검사항목 선택과 검진결과 상담에 대한 내용을 학습한다.

학습목표

건강검진에 대한 항목과 그에 따른 의학용어를 익힌다.

1강 건강검진 体检

▶▶▶ 통역브리프

한국에 있는 병원에 첨단기기를 통해 건강검진을 받으러 온 50세가 넘은 중국인 왕선생과 간호원이 건강검진을 받기 위해 앞서 나누는 대화 내용이다.

간호사	안녕하세요! 검진받으러 오신 왕선생님이시죠? 이쪽으로 앉으세요.	您好! 您是来做体检的王先生, 是吗? 请这边坐。
왕선생	是的, 谢谢。	네, 감사합니다.
간호사	오늘 받으실 검진항목에 대해 말씀드릴게요. 혹시 대장내시경 검사를 포함한 종합 검진을 받으신 적 있으신가요?	我来介绍一下您今天要接受的体检项目。请问你有没有接受过包括大肠内窥镜在内的综合体检?
왕선생	做过胃内窥镜检查, 大肠内窥镜检查没有做过。	위 내시경검사를 받아본 적이 있습니다만, 대장내시경은 받아본 적이 없습니다.
간호사	그럼, 이번에 대장내시경 검사를 포함해 검진을 받아보시는 게 어떠세요?	那么, 我建议你这次做包括大肠内窥镜在内的体检项目, 怎么样?
왕선생	没问题。我也正想做一做大肠内窥镜检查呢。	좋습니다. 저 역시 대장내시경검사를 한번 받아보고 싶었거든요.
간호사	혹시 암, 중풍, 심장병등 가족력이 있으신지요?	请问您的家属当中有没有患有癌症、脑中风、心脏病等的患者?
왕선생	我的爷爷死于脑中风, 奶奶死于大肠癌。我父亲患有糖尿病, 我母亲有高血压。	제 할아버지께서 중풍으로 돌아가셨고, 할머니께서는 대장암으로 돌아가셨습니다. 아버지는 당뇨가 있으셨고, 어머니는 고혈압이 있으셨습니다.

간호사	그렇다면, 대장내시경을 포함한 검진을 꼭 받으시는 게 좋을 듯 합니다. 검진항목에 심혈관, 뇌혈관검진을 추가한다면 비용이 조금 더 듭니다.	那么，我建议你一定要接受包括大肠内窥镜在内的体检。我看体检项目中还要加心、脑血管的检查。如果这样费用就会高一点。
왕선생	体检项目中还包括肝癌检测吗?	건강검진항목에 간암측정도 포함되나요?
간호사	간암측정뿐 아니라, 복부초음파, 복부CT, 갑상선 초음파검사도 모두 포함됩니다.	不仅包括肝癌检测，还包括腹部超声波，腹部CT扫描、甲状腺超声波检查等项目。
왕선생	如果这样，要花多少钱? 检查需要多长时间?	그럼 비용이 모두 얼마죠? 검진시간은 얼마나 걸릴까요?
간호사	검진 비용은 약 150만 원 정도로 예상됩니다. 시간은 약 4-5시간 소요될 것입니다. 지금 공복이신가요?	估计体检费用约为150万韩元。体检时间约为4-5个小时。请问您现在是空腹状态吗?
왕선생	是的。为了今天的检查我禁食了12个小时。	네. 오늘 검진 때문에 12시간 금식했습니다.
간호사	검진 전 먼저 탈의실에서 옷을 갈아입으셔야 합니다. 팬티를 제외하고 모두 탈의해주세요. 장신구도 모두 빼시고요. 옷을 갈아입으시고 난 뒤 먼저 소변검사부터 시작하겠습니다. 컵의 1/3부분까지 중간뇨를 받으시면 됩니다.	体检前需要去更衣室换衣服。除了内裤以外剩下的衣服都要脱掉、首饰也都要拿掉，换好衣服后需要先接受尿检。接尿时要接1/3杯的中间尿。
왕선생	好的。那么，尿检之后呢?	네, 알겠습니다. 그럼 소변검사 후에는요?

간호사	우선 1층 채혈실에서 피 검사를 한 뒤, 지하 1층 유방MRI검사를 받으실 겁니다. 다음으로 2층으로 가셔서 안압검사를 진행할게요. 안압검사는 안구의 압력을 측정해 녹내장여부를 파악하는 검사입니다.	先到1楼的采血室, 做血检。然后到地下1楼做乳房核磁共振检查。再到2楼做眼压检查。眼压检查是测定眼球的眼压是否有青光眼。
왕선생	体检项目中有难受的检查吗?	검진항목 중 견디기 힘든 검사가 있나요?
간호사	아니에요, 무서워하지 않으셔도 됩니다. 다만 위 내시경검사 시 마우스피스를 물고 계셔야 하는데, 이때 말을 하거나 침을 삼킬 수 없습니다. 다른 궁금한 점이 있으신지요?	没有, 不要害怕。但做胃窥镜检查时要咬住胃镜管体。咬住胃镜管体时不能说话或咽口水, 还有什么问题要问吗?
왕선생	大肠内窥镜检查是什么时候做呢?	대장내시경검사는 언제 하나요?
간호사	가장 마지막에 진행되는 검사가 대장내시경검사입니다. 걱정하지 않으셔도 됩니다. 수면내시경이니까요. 검사 전 진정제를 놔드릴 테니 바로 잠드실 겁니다. 깨어나셨을 때 검사가 모두 끝나있을 거예요.	最后的检查是大肠内窥镜检查。不用太担心。我们做的是睡眠内窥镜检查。检查前给您打镇静剂, 您就会入睡。当您醒来时, 检查也就结束了。
왕선생	是吗? 那我就放心了。	그렇습니까? 그럼 마음을 놓을 수 있겠군요.
	(检查结束后)	(검사 후)
간호사	고생 많으셨습니다. 탈의실에서 옷 갈아입으시고, 수납창고에서 비용을 지불하고 난 후 돌아가시면 됩니다.	您受苦了。请到更衣室换衣服。换好衣服, 到收款窗口交纳费用后, 就可以走了。
왕선생	今天谢谢您的帮助。	오늘 감사했습니다.

단어

体检项目	[tǐjiǎn xiàngmù]	건강검진항목
包括…在内	[bāokuò zàinèi]	~을 포함한
大肠内窥镜检查	[dàcháng nèikuījìng jiǎnchá]	대장내시경검사
综合体检	[zōnghé tǐjiǎn]	종합검진
家属	[jiāshǔ]	가족
患有	[huànyǒu]	질병을 앓다
癌症	[áizhèng]	암
脑中风	[nǎo zhòngfēng]	뇌졸중
心脏病	[xīnzàngbìng]	심장병
大肠癌	[dàcháng'ái]	대장암
糖尿病	[tángniàobìng]	당뇨병
高血压	[gāoxuèyā]	고혈압
建议	[jiànyì]	건의하다, 의견을 제시하다
心血管	[xīnxuèguǎn]	심혈관
脑血管	[nǎoxuèguǎn]	뇌혈관
肝癌检测	[gānái jiǎncè]	간암측정
腹部超声波	[fùbù chāoshēngbō]	복부초음파
腹部CT扫描	[fùbù CT sǎomiáo]	복부CT스캔
甲状腺超声波检查	[jiǎzhuàngxiàn chāoshēngbō jiǎnchá]	갑상선 초음파검사
估计	[gūjì]	추측하다, 어림잡아 짐작하다
空腹状态	[kōngfù zhuàngtài]	공복상태

禁食	[jìnshí]	금식하다
更衣室	[gēngyīshì]	탈의실
内裤	[nèikù]	팬티
剩下的	[shèngxiàde]	남은
脱掉	[tuōdiào]	벗다
首饰	[shǒushi]	(귀걸이, 목걸이, 반지 등) 장신구
拿掉	[nádiào]	빼다
尿检	[niàojiǎn]	소변검사
采血室	[càixuèshì]	채혈실
血检	[xuè jiǎn]	피검사
核磁共振	[hécígòngzhèn]	MRI
眼压检查	[yǎnyā jiǎnchá]	안압검사
青光眼	[qīngguāngyǎn]	녹내장
难受	[nánshòu]	불편하다, 견디기 힘들다
咬住	[yǎozhù]	꽉 물다, 물고 놓지 않다
胃镜管体	[wèijìng guǎntǐ]	마우스피스
咽口水	[yàn kǒushuǐ]	침을 삼키다
不用担心	[búyòng dānxīn]	걱정하지 말아라
镇静剂	[zhènjìngjì]	진정제
收款窗口	[shōukuǎn chuāngkǒu]	수납창구
交纳	[jiāonà]	납부하다

표현연습

我接受过包括大肠内窥镜在内的综合体检。
대장내시경을 포함한 종합검진을 받아본 적 있습니다.

我父亲患有糖尿病。
제 아버지께서 당뇨를 앓으셨습니다.

我建议你要做心血管的检查。
심혈관 검사를 받으시는 것이 좋겠습니다.

我现在是空腹状态。
지금 공복상태입니다.

眼压检查是测定眼球的眼压是否有青光眼。
안압검사는 안구의 압력을 측정, 녹내장이 있는지 검사합니다.

做胃窥镜检查时要咬住胃镜管体。
위 내시경 검사 시, 마우스피스를 물고 있어야 합니다.

咬住胃镜管体时不能说话或咽口水。
마우스 피스를 물고 계실 때, 말을 하거나 침을 삼킬 수 없습니다.

检查前给您打镇静剂。
검사 전, 진정제를 놔드리겠습니다.

到收款窗口交纳检查费用。
수납창고에서 비용을 지불하세요.

자주 나오는 질문

请问你有没有接受过胃内窥镜检查?
위 내시경 검사를 받아보신 적 있으신가요?

请问您家属当中有患有癌症的患者吗?
암 가족력이 있으십니까?

体检项目中还包括肝癌检测吗?
검진항목 중, 간암측정도 포함되나요?

检查需要多长时间?
검사하는 데 시간이 얼마나 걸립니까?

体检项目中有难受的检查吗?
검진항목 중, 견디기 힘든 검사가 있나요?

乳房核磁共振检查是在哪里?
유방MRI검사는 어디에서 하나요?

做大肠内窥镜检查难受吗?
대장내시경검사는 고통스러운가요?

眼压检查是要测定什么?
안압검사는 무엇을 측정하나요?

还有什么问题要问吗?
다른 궁금하신 점 있으십니까?

연습문제

1. 다음 한국어에 알맞은 어휘를 찾아 연결해보세요.

한국어	中文
건강검진	核磁共振
뇌졸중	尿检
MRI	腹部超声波
소변검사	脑中风
복부초음파	体检

2. 다음을 듣고, B의 응답으로 적절한 것을 고르세요.

A: 请问您的家属当中有没有患有癌症的患者?

B:

1) 我的爷爷死于肝癌。

2) 我的奶奶接受治疗。

3) 我父亲有糖尿病。

3. 다음 괄호 안에 알맞은 단어를 보기에서 고르세요.

보기 血检 估计 先 脱掉 再 拿掉 然后

1) ( )体检费用约为150万韩元。

2) 体检前需要去更衣室换衣服。除了内裤以外剩下的衣服都要( )、首饰也都要( ), 换好衣服后需要先接受尿检。

3) ( )到1楼的采血室, 做( )。( )到地下1楼做乳房核磁共振检查。( )到2楼做眼压检查。

2강 건강검진 결과 상담 体检结果咨询情景

▸▸▸ 통역브리프

한국에 있는 병원에 첨단기기를 통해 건강검진을 받으러 온 50세가 넘은 중국인 왕선생이 건강검진 후 검진결과를 알기 위해 병원을 찾아와 의사와 상담하는 내용이다.

환자	1주일 전에 받았던 검진결과 상담 받으러 왔는데요.	我是来咨询一周前做的体检结果。
의사	您好! 我是负责为您说明体检结果的金医生, 请这边坐。	안녕하세요! 검진결과를 설명해드릴 닥터 김이라고 합니다. 이쪽으로 앉으시죠.
환자	안녕하세요! 뵙게 되어 반갑습니다.	您好! 见到您很高兴。
의사	这次体检结果有两个问题。一个是甲状腺超声波检查发现有甲状腺结节。这结节的大小超过1厘米。相对较大。我建议您接受进一步的检查。	이번 검진에서 두 가지 문제가 발견되었는데요. 하나는 갑상선 초음파 검진에서 갑상선 결절이 보였습니다. 결절 크기는 1cm가 넘네요. 비교적 큰 편입니다. 검사를 더 받아보시라고 말씀드리고 싶군요.
환자	그럼, 어떤 검사를 말씀하시는 건가요?	那么, 要做什么样的检查?
의사	我建议您再接受甲状腺细针穿刺活检。为了判断它是良性还是恶性需要做细针穿刺活检。	갑상선세침검사를 받아보시는 게 좋을 듯싶습니다. 양성인지, 음성인지 판단을 내리기 위해서 세침 조직검사가 필요하거든요.
환자	갑상선 결정이라면, 암인건가요?	甲状腺结节, 那是癌症吗?

의사	不是所有的甲状腺结节都是癌症。需要进一步检查才能判断。	모든 갑상선 결절이 암인 것은 아닙니다. 검사를 더 해봐야 알 수 있습니다.
환자	평소에 아무런 통증이 없었고, 다른 증상도 없었습니다.	我平时没有任何疼痛, 没有一点症状。
의사	因为甲状腺结节增大的速度慢, 所以大多数的患者感觉不到什么症状。可是如果结节压住食道, 这可能会有吞咽困难和呼吸困难的症状, 但这也不常见。	갑상선 결절은 느리게 그 크기가 커지기 때문에 대부분의 환자들이 아무런 증상도 느끼지 못하는 경우가 많습니다. 하지만 결절이 식도를 누르게 되면 연하곤란이나 호흡곤란 증상으로 이어질 수 있어요. 흔한 경우는 아니지만요.
환자	다른 문제는 무엇인가요?	还有一个问题是什么?
의사	还有一个问题是经过这次大肠内窥镜检查, 发现大肠内有息肉。需要做切除手术。	또 다른 문제는 대장내시경 검사 결과, 대장 내 육종이 발견되었어요. 육종 절제술이 필요합니다.
환자	언제 하면 좋을까요?	那什么时候做?
의사	过两天吧, 我会让我们护士, 帮您预约手术时间。	2일 후로 하시지요, 간호사에게 수술 시간을 잡도록 하겠습니다.
환자	네, 알겠습니다. 한가지 여쭤볼게요, 이번 검진결과에서 제 위는 아무런 이상이 없나요?	好吧, 我想问一下, 这次检查结果我的胃没什么问题吗?
의사	你的胃有什么异常吗?	위에 다른 이상 증상이 있으신가요?
환자	식사 후, 위가 자주 편치 않습니다. 조금 부어있는 듯한 느낌이 들어요.	吃完饭后胃经常感到不舒服, 总感觉有点胀胀的。
의사	是吗? 这种症状是什么时候开始的? 有没有接受过检查或治疗?	그러세요? 그 증상은 언제부터 시작되셨나요? 다른 검사나 치료를 받아보신 적 있으세요?

환자	소화불량 증세는 이미 몇 개월 동안 있었습니다. 중국에서 위 내시경검사를 받았을 때 위염증상이 있어 1주일 동안 병원에서 약을 처방 받았어요.	出现消化不良这一症状已经有几个月了。我在中国做了胃内窥镜检查，发现有胃炎，吃了1周左右医院开的药。
의사	您平常工作压力大吗？从事什么工作？	평소에 업무 스트레스가 많으신가요? 어떤 일을 하시죠?
환자	개인사업을 하고 있습니다. 업무 스트레스가 많아요.	我做生意。工作压力很大。
의사	您平常饮食生活规律吗？请问您有吸烟、饮酒的习惯吗？	규칙적인 식생활을 유지하고 계십니까? 흡연, 음주 하시는지요?
환자	업무상 접대 일이 많아, 어쩔 수 없이 술과 담배를 합니다.	因为工作上经常有应酬，所以不得不喝酒、吸烟。
의사	可是这次检查结果没有什么异常，我们再观察一段时间吧。也许是工作压力大的原因。最好禁酒禁烟，生活要规律。	하지만 이번 검사결과 아무런 이상이 없었습니다. 시간을 두고 살펴보기로 하죠. 아마 스트레스 때문일 겁니다. 가장 좋은 건 술, 담배 끊으시고 규칙적으로 생활하시는 겁니다.
환자	알겠습니다. 그럼 2일 후에 뵙겠습니다!	好的。那么，两天以后见！
의사	请您慢走！	네, 살펴가세요!

단어

咨询	[zīxún]	자문하다, 의논하다
体检结果	[tǐjiǎn jiéguǒ]	검진결과
甲状腺结节	[jiǎzhuàngxiàn jiéjié]	갑상선 결절
厘米	[límǐ]	센티미터(cm)
甲状腺细针穿刺活检	[jiǎzhuàngxiàn xìzhēn chuāncì huójiǎn]	갑상선세침검사
良性	[liángxìng]	양성의
恶性	[èxìng]	악성의
癌症	[áizhèng]	암
压住	[yāzhù]	짓누르다, 억제하다
食道	[shídào]	식도
吞咽困难	[tūnyàn kùnnan]	연하곤란
呼吸困难	[hūxī kùnnan]	호흡곤란
不常见	[bùchángjiàn]	흔치 않다
息肉	[xīròu]	용종
切除手术	[qiēchú shǒushù]	절제수술
护士	[hùshi]	간호사
异常	[yìcháng]	정상이 아닌, 이상
胀胀的	[zhàngzhàngde]	부어오른
治疗	[zhìliáo]	치료하다, 치료
消化不良	[xiāohuà bùliáng]	소화불량
胃炎	[wèiyán]	위염
开药	[kāiyào]	약을 처방하다

工作压力	[gōngzuò yālì]	업무 스트레스
饮食生活	[yǐnshí shēnghuó]	식생활
规律	[guīlǜ]	규칙, 규율
吸烟	[xīyān]	흡연
饮酒	[yǐnjiǔ]	음주
应酬	[yìngchou]	접대하다
禁酒禁烟	[jìnjiǔ jìnyān]	금주 금연하다
慢走	[mànzǒu]	안녕히 가세요, 살펴가세요 (배웅할 때 쓰는 말)

표현연습

我是来咨询一周前做的体检结果。
1주일 전 받았던 검진결과를 상담하러 왔습니다.

我是负责为您说明体检结果的医生。
제가 검진결과를 설명해드리겠습니다.

甲状腺超声波检查发现有甲状腺结节。
갑상선 초음파검사에서 갑상선 결절이 발견되었습니다.

我建议您接受甲状腺细针穿刺活检检查。
갑상선세침검사를 받아보시는 게 좋을 것 같습니다.

不是所有的甲状腺结节都是癌症。
모든 갑상선 결절이 암은 아닙니다.

这可能会有吞咽困难和呼吸困难的症状。
연하곤란이나 호흡곤란 증상을 있을 수 있습니다.

这次大肠内窥镜检查发现大肠内有息肉。
이번 대장내시경검사에서 대장 내 육종이 발견되었습니다.

吃完饭后胃经常感到不舒服，总感觉有点胀胀的。
식사 후, 위가 자주 편치 않습니다. 항상 부어 있는 듯한 느낌을 받아요.

出现消化不良这一症状已经有几个月了。
소화불량 증세는 이미 몇 개월 동안 지속됐습니다.

可是这次检查结果没有什么异常。
그러나 이번 결과 이상 없습니다.

最好禁酒禁烟，生活要规律。
가장 좋은 것은 술, 담배 끊으시고 규칙적으로 생활하는 것입니다.

자주 나오는 질문

甲状腺结节是癌症吗?

갑상선 결절은 암인가요?

你的胃有什么异常吗?

위에 어떤 이상증상이 있습니까?

这种症状是什么时候开始的?

이런 증상은 언제부터 시작됐습니까?

有没有接受过检查或治疗?

검사나 치료를 받아보신 적 있습니까?

您平常工作压力大吗?

평소 업무 스트레스가 많으신가요?

您平常饮食生活规律吗?

평소 식생활은 규칙적인가요?

可是这次检查结果没有什么异常吗?

그러나 이번 검사 결과 다른 이상증세가 없었나요?

연습문제

1. 다음 한국어에 알맞은 어휘를 찾아 연결해보세요.

갑상선 결절	食道
악성	癌症
식도	甲状腺结节
암	恶性

2. 다음을 읽고, 빈칸에 들어갈 알맞은 표현을 고르세요.

A: 请问您有吸烟、饮酒的习惯吗?

B: 因为工作上经常有应酬, 所以不得不喝酒、吸烟。

A:

B: 我会尽量。

1) 最好禁酒禁烟。
2) 我们再观察一段时间吧。
3) 这次检查结果没有什么异常。

3. 다음 중국어 문장의 올바른 한글 해석을 고르세요.

보기 不是所有的甲状腺结节都是癌症。

1) 갑상선 결절이 암으로 발전되어 있습니다.
2) 모든 암이 다 갑상선 결절로 인한 것은 아닙니다.
3) 모든 갑상선 결절이 모두 암인 것은 아닙니다.

학습정리

1.

体检项目	大肠癌	腹部CT扫描
大肠(胃)内窥镜	高血压	甲状腺超声波
癌症	心血管	尿检
脑中风	脑血管	血检
心脏病	肝癌	核磁共振
糖尿病	腹部超声波	青光眼

体检

体检项目：包括包括大肠内窥镜在内的综合体检。

我来介绍一下您今天要接受的体检项目。

家族史：爷爷死于脑中风

奶奶死于大肠癌

父亲患有糖尿病

母亲有高血压

胃肠内窥镜检查注意事项：检查时要咬住胃镜管体。不能说话或咽口水。

2.

体检结果

体检结果有两个问题: (1) 甲状腺超声波检查发现有甲状腺结节。

为了判断它是良性还是恶性需要做细针穿刺活检。

(2) 大肠内窥镜检查发现大肠内有息肉, 需要做切除手术。

患者的不便：消化不良, 胃经常感到胀胀的。

以前发现有胃炎, 吃了1周左右医院开的药。

医生的建议：禁酒禁烟, 生活要规律。

2주차

외래진료, 숙박 예약 문의
门诊、住院咨询情景

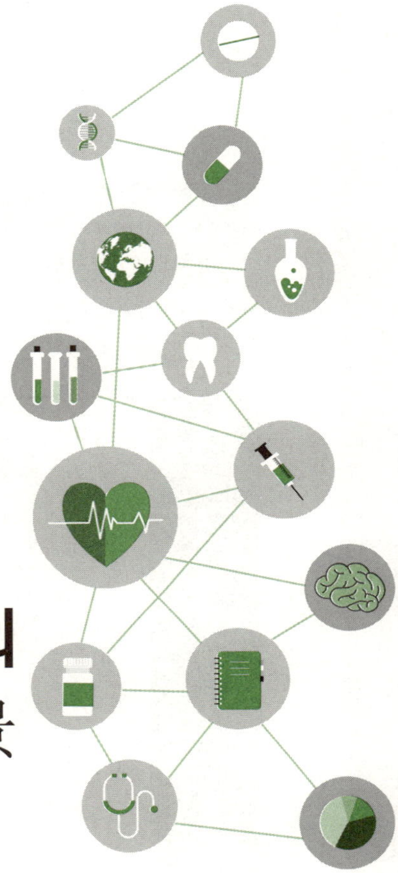

학습내용

유방암 수술을 한국에서 하기 위해 전화로 외래 진료와 숙박문의에 대한 내용을 학습한다.

학습목표

외래진료와 숙박예약 및 입원 문의에 대한 의사소통을 학습한다.

1강 외래진료, 숙박예약 문의 门诊、住宿咨询情景

▶▶▶ 통역브리프

40세가 넘은 중국인 리리씨는 중국에서 유방암 진단을 받고, 한국에 있는 병원에서 수술하기 위해 전화로 외래진료와 숙박문의를 하는 대화 내용이다.

간호사	喂，您好！我们这里是第一医院。需要什么帮助吗？	여보세요, 안녕하십니까! 제일병원입니다. 무엇을 도와드릴까요?
환자	안녕하세요. 저는 중국인 리리라고 합니다. 이 병원에서 검사를 받을까 합니다.	您好！我是中国人。我叫莉莉。我打算到你们医院做一下检查。
간호사	请问您哪里不舒服？	어디가 불편하신지요?
환자	최근에 중국에서 유방암 진단을 받았어요. 이 병원에서 수술을 받고 싶은데요. 특진으로 예약할 수 있을까요?	最近我在中国被诊断出患有乳房癌，我想在你们医院做手术。您可以帮我预约专家门诊吗？
간호사	可以。您打算什么时候过来？	그럼요. 언제쯤 방문하실건가요?
환자	내일 비행기를 탑니다. 빠르면 빠를수록 좋아요.	我明天的飞机。我想越快越好。
간호사	那我帮您约后天早上10点钟，可以吗？	그럼 제가 모레 오전 10시로 예약해드리죠, 괜찮으시겠어요?
환자	네, 고맙습니다. 한가지 더 부탁드리고 싶은 게 있어요. 이 병원에서는 외국인환자를 위한 호텔예약서비스를 하고 있나요? 만약 한다면 병원근처 호텔로 예약해주시겠어요?	谢谢您。还有一件事要请求您。请问你们医院为外国人提供预约酒店的服务吗？如果有，您可以帮我约在医院附近的酒店吗？

간호사	当然可了。您打算要住多久? 您有想去的酒店或者想住的房间类型吗?	물론이죠, 알겠습니다. 얼마나 머무르실 건가요? 생각해두신 호텔이나 원하시는 객실 종류가 있으세요?
환자	2주 동안 머무를 계획입니다. 다른 일이 생기면 더 연장할거고요. 호텔에 관해서 특별한 요구사항은 없어요, 병원과 가깝기만 하면 됩니다. 가족과 함께 가는 거라서 죄송하지만 싱글 침대가 2개 있는 객실로 부탁합니다.	我先打算滞留2个星期。如果有什么状况, 我会再延长日期。至于预约酒店, 没有什么多大的要求。只要离医院较近就可以。我跟我的家属一起过去。所以麻烦您帮我约有两个单人床的房间。
간호사	我先咨询一下酒店的情况, 然后再跟你联系。您的电子邮件告诉我一下。您需要机场接机服务吗? 我们医院提供这项服务。	먼저 호텔에 문의해보고 다시 연락드릴게요. 메일주소를 알려주세요. 공항마중서비스가 필요하신가요? 저희 병원에서 제공해드리는 서비스입니다.
환자	좋군요. 공항 및 호텔 마중, 배웅서비스를 예약해주세요.	那太好了。请帮我们预约机场和酒店往返接送服务。
간호사	好吧! 那么, 您把您的航班号码、抵达时间等信息用邮件发给我们, 我们马上会将门诊日程、酒店、接机服务等预约内容和整体日程表发给您。	알겠습니다. 그럼 항공편과 도착시간 등의 정보를 메일로 보내주세요, 제가 바로 진료일정과 호텔, 마중서비스 등 예약내용과 전체일정을 메일로 보내드리겠습니다.
환자	알겠습니다. 바로 보내드리죠. 도와주신 덕분에 일정 잡는 것이 순조롭게 진행되었군요. 감사합니다.	好的, 我立刻发给您。多亏您的帮助, 日程定得这么顺利。谢谢您。
간호사	哦, 还有一点差点给忘了。来我们医院接受检查前, 请带上中国医生的意见书、检查结果和检查意见书。	아, 한가지 사실을 잊어버릴 뻔 했군요. 저희 병원에서 검사를 받으시기 전, 중국 의사분의 소견서와 검사결과, 검사소견서를 함께 가져오세요.
환자	알겠습니다. 고맙습니다.	好的, 谢谢您。

단어

打算~	[dǎsuan]	~할 계획이다
被诊断出	[bèi zhěnduàn chū]	~으로 진단받다
患有	[huànyǒu]	(질환을) 앓다
乳房癌	[rǔfáng'ái]	유방암
预约	[yùyuē]	예약(하다)
专家门诊	[zhuānjiā ménzhěn]	특진
越~越~	[yuè…yuè…]	~할수록 ~하다
离~附近的	[lí fùjìnde]	~ 근처의
房间类型	[fángjiān lèixíng]	객실 종류
滞留	[zhìliú]	체류하다, 머물다
家属	[jiāshǔ]	가족
单人床	[dānrén chuáng]	싱글침대
咨询	[zīxún]	상담, 문의
电子邮件	[diànzǐ yóujiàn]	전자메일
接机服务	[jiējī fúwù]	공항마중서비스
往返接送服务	[wǎngfǎn jiēsòng fúwù]	왕복 마중, 배웅 서비스
航班号码	[hángbān hàomǎ]	항공편넘버
抵达时间	[dǐdá shíjiān]	도착시간
信息	[xìnxī]	정보
门诊日程	[ménzhěn rìchéng]	진료일정
多亏	[duōkuī]	~덕분이다.
哦	[ó]	놀람을 나타내는 의성어
差点	[chàdiǎn]	~할 뻔하다

医生意见书	[yīshēng yìjiànshū]	의사소견서
检查意见书	[jiǎnchá yìjiànshū]	검사의견서

표현연습

我被诊断出患有乳房癌。
저는 유방암 진단을 받았습니다.

还有一件事要请求您。
한가지 더 부탁 드리겠습니다.

我先打算滞留**2**个星期。
우선 2주일 동안 머무를 계획입니다.

只要离医院较近就可以。
병원과 가깝기만 하면 됩니다.

我先咨询一下酒店的情况，然后再跟你联系。
호텔에 먼저 문의해보고 다시 연락드리겠습니다.

麻烦您帮我约有两个单人床的房间。
싱글침대 2개 있는 객실로 예약 부탁합니다.

请帮我们预约机场和酒店往返接送服务。
공항 및 호텔 왕복 마중 배웅 서비스 예약해주세요.

您把您的航班号码、抵达时间等信息用邮件发给我们。
항공편과 도착시간 등의 정보를 제게 메일로 보내주세요.

多亏您的帮助。
도와주신 덕분입니다.

자주 나오는 질문

需要什么帮助吗?
무엇을 도와드릴까요?

请问您哪里不舒服?
어디가 불편하십니까?

您可以帮我约在医院附近的酒店吗?
병원에서 가까운 호텔로 예약해주실 수 있으신가요?

您打算要住多久?
얼마 동안 머무르실 계획이세요?

您有想去的酒店或者想住的房间类型吗?
생각해두신 호텔이나 원하시는 객실종류가 있으신가요?

您需要机场接机服务吗?
공항마중서비스가 필요하십니까?

你能把门诊日程、酒店、接机服务等预约内容发给我吗?
진료일정, 호텔, 공항마중서비스 등 예약내용을 제게 보내주실 수 있으신가요?

您把您的航班号码、抵达时间等信息用邮件发给我们。
항공편과 도착시간 등의 정보를 제게 메일로 보내주세요.

您能带医生意见书和检查结果吗?
의사소견서와 검사결과를 가져오실 수 있으신가요?

연습문제

1. 다음 한국어에 알맞은 어휘를 찾아 연결해보세요.

이메일	滞留
외래진료	门诊
유방암	咨询
자문	乳房癌
체류하다	邮件

2. 다음을 읽고, 빈칸에 들어갈 알맞은 표현을 고르세요.

A: 请帮我们预约机场和酒店往返接送服务。

B: 好的。您的邮件可以告诉我吗?

A:

B: 那么, 我就把所有的信息发给您。

1) 多亏您的帮助。

2) 我立刻发给您。

3) 日程定得这么顺利。

3. 다음을 읽고, 빈칸에 들어갈 알맞은 표현을 고르세요.

A: 我打算到你们医院做一下检查。

B: 请问您哪里不舒服?

A: 最近我在中国被诊断出患有乳房癌。

B:

1) 您可以帮我预约专家门诊吗?

2) 我帮您约后天早上10点钟, 可以吗?

3) 您打算要住多久?

4. 다음을 읽고, 자연스러운 순서로 가장 적절한 것을 고르세요.

A: 还有一件事要请求您。帮我预约酒店, 可以吗?

B: 我先打算滞留2个星期。

C: 您们有接送往返机场和酒店的服务吗?

D: 您打算要住多久?

1) A-D-B-C

2) B-A-C-D

3) D-B-A-C

5. 다음을 읽고, 자연스러운 순서로 가장 적절한 것을 고르세요.

A: 我收到您发的整体日程。

B: 来之前请带上中国医生的意见书。

C: 好的。

D: 多亏您的帮助。

1) A-D-B-C

2) B-A-C-D

3) D-B-A-C

2강 입원문의 상황 住院咨询情景

▸▸▸ 통역브리프

40세가 넘은 중국인 리리씨는 중국에서 유방암 진단을 받고, 한국에 있는 병원에서 수술하기 위해 전화로 입원 문의를 하는 대화 내용이다.

의사	您是莉莉吗? 请这边坐。	리리씨죠? 이쪽으로 앉으시죠.
환자	감사합니다.	谢谢。
의사	您在中国被诊断出乳房癌，请问您在中国都做过哪些检查?	중국에서 유방암 진단을 받으셨네요. 중국에서 어떤 검사들을 받으셨나요?
환자	유방X-ray 검사와 유방초음파검사를 받았어요.	我做了乳房X射线和乳房超声波检查。
의사	除了乳房X射线和乳房超声波检查之外还接受过其他检查吗?	유방X-ray 검사와 유방초음파검사 말고 다른 검사를 받아보신 적 있으세요?
환자	조직검사를 했었습니다. 검사결과 유방암 초기였어요.	我做过组织检查。组织检查结果显示是乳房癌早期。
의사	请问组织检查结果带来了吗?	조직검사결과를 가져오셨는지요?
환자	조직검사결과 원본과 비염색슬라이드를 가져왔습니다. 수술을 해야할까요?	我带来了组织检查结果原件和非染色玻片。我要做手术吗?
의사	这要根据检查结果来判断是否可以进行手术，之后会根据手术时间再安排住院时间。	그건 검사결과를 보고 수술이 가능한지 판단해야 합니다. 그 후에 수술시간에 따라 입원시간을 정하고요.

환자	입원기간과 비용은요?	住院时间和费用大概是多少?
의사	一般来讲, 手术后, 若没有其他异常, 术后3~4天就可出院。但手术前两天要开始住院, 所以从住院到出院前后大概需要一个礼拜。	일반적으로는 수술 후 다른 이상증세가 없다면 수술 후 3~4일이면 퇴원 가능하세요. 하지만 수술 이틀 전부터 입원하셔야 합니다. 그러니까 입원부터 퇴원까지 약 1주일 정도 필요하지요.
환자	만약 1주일 동안 입원한다면 비용은 얼마나 될까요?	若住院时间为1周, 那么费用需要多少?
의사	这要看住院时间、病房种类。如果需要接受像组织检查、核磁共振、骨扫描等的检查, 另外要缴纳附加费用。	입원 기간, 병실에 따라 다릅니다. 만약 조직 검사, MRI, 뼈 스캔과 같은 검사가 필요하다면 추가비용을 지불하셔야 하고요.
환자	그렇다면 언제 검사를 진행합니까? 검사결과는 언제 나오나요?	那么, 什么时候进行检查? 检查结果什么时候出来?
의사	如果可以, 明天就进行检查, 一周以后可以咨询检查结果。	괜찮으시다면 내일 바로 검사할 수 있습니다. 1주일 후 검사결과에 대해 상담받으실 수 있어요.
환자	검사결과 입원을 해야 한다면 무엇을 준비해야 할까요?	检查结果如果要住院, 那么, 我需要准备些什么?
의사	住院前只要准备好简单的洗漱用品、换穿的内衣和一件外套就可以。住院当天需要填写住院协议书, 还要缴纳一点押金。	입원 전에 간단한 세면도구, 갈아입을 실 옷, 외투만 준비하시면 됩니다. 입원 당일 입원협의서를 작성하셔야 하고 또 보증금도 내셔야 합니다.
환자	자세히 설명해주셔서 감사합니다.	谢谢您的详细说明。

단어

乳房X射线	[rǔfáng X shèxiàn]	유방 X-ray
乳房超声波检查	[rǔfáng chāoshēngbō jiǎnchá]	유방초음파검사
组织检查	[zǔzhī jiǎnchá]	조직검사
检查结果显示~	[jiǎnchá jiéguǒ xiǎnshì]	검사결과~
乳房癌早期	[rǔfáng'ái zǎoqī]	유방암 초기
组织检查结果原件	[zǔzhī jiǎnchájiéguǒ yuánjiàn]	조직검사 슬라이드 원본
非染色玻片	[fēi rǎnsè bōpiàn]	비염색슬라이드
根据	[gēnjù]	~에 근거하여
安排	[ānpái]	시간을 안배하다, 일정을 잡다
住院	[zhùyuàn]	입원하다
异常	[yìcháng]	정상이 아닌, 이상의
出院	[chūyuàn]	퇴원하다
病房	[bìngfáng]	병실
核磁共振	[hécígòngzhèn]	MRI 검사
骨扫描	[gǔ sǎomiáo]	뼈 스캔
附加费用	[fùjiā fèiyòng]	추가비용
咨询	[zīxún]	자문, 상담하다
洗漱用品	[xǐshù yòngpǐn]	세면도구
换穿的	[huànchuān de]	갈아입을
填写	[tiánxiě]	기입하다
住院协议书	[zhùyuàn xiéyìshū]	입원협의서

缴纳	[jiǎonà]	납입하다, 지불하다
押金	[yājīn]	보증금
详细说明	[xiángxì shuōmíng]	상세히 설명하다

표현연습

被诊断出乳房癌。
유방암 진단을 받았습니다.

我做了乳房**X**射线和乳房超声波检查。
유방 X-ray와 유방 초음파검사를 받았습니다.

组织检查结果显示是乳房癌早期。
조직검사 결과 유방암 초기로 진단됩니다.

我带来了组织检查结果原件和非染色玻片。
조직검사결과와 비염색체슬라이드를 가져왔습니다.

要根据检查结果来判断是否可以进行手术。
검사결과를 보고 수술이 가능한지 판단해야 합니다.

若没有其他异常，术后**3~4**天就可出院。
다른 이상증세가 없다면 수술 후 3~4일 내 퇴원할 수 있습니다.

以从住院到出院前后大概需要一个礼拜。
입원에서 퇴원까지 약 1주일이 소요됩니다.

这要看住院时间、病房种类。
입원기간과 병실종류에 따라 다릅니다.

一周以后可以咨询检查结果。
1주일 후 검사결과에 대해 상담 받을 수 있습니다.

住院前只要准备好简单的洗漱用品。
입원 전 간단한 세면도구만 준비하면 됩니다.

住院当天需要填写住院协议书。
입원 당일 입원협의서를 작성해야 합니다.

자주 나오는 질문

请问您在中国都做过哪些检查?
중국에서 어떤 검사를 받아보셨나요?

除了乳房超声波检查之外还接受过其他检查吗?
유방초음파검사 말고 다른 검사를 받아보신 적 있나요?

请问组织检查结果带来了吗?
조직검사결과를 가져오셨습니까?

住院时间和费用大概是多少?
입원 기간과 비용은 얼마나 되나요?

检查结果什么时候出来?
검사결과는 언제 나옵니까?

住院需要哪些准备?
입원할 때 무엇을 준비해야 하나요?

住院当天需要缴纳一点押金吗?
입원 당일 예치금을 지불해야 하나요?

연습문제

1. 다음 중국어 문장의 올바른 한글 해석을 고르세요.

보기 根据检查结果来判断是否可以进行手术。

1) 검사결과를 본 후에 수술을 진행한다
2) 검사결과에 따라 수술여부를 판단한다
3) 수술결과에 따라 수술을 진행하지 않는다

2. 다음 한국말에 알맞은 중국어 단어를 보기에서 찾으세요.

1) 입원: ____________________

보기 住院 门诊

2) 병실: ____________________

보기 病院 病房 医院

3) MRI 검사: ____________________

보기 骨扫描 组织检查 超声波 核磁共振

3. 다음 괄호 안에 알맞은 단어를 보기에서 고르세요.

보기 咨询 填写 缴纳 出院 住院 诊断 接受

1) 我在中国被(　　)出乳房癌。
2) 乳房超声波检查之外还(　　)过其他检查吗?
3) 从(　　)到(　　)前后大概需要一个礼拜。
4) 如果需要附加检查, 另外要(　　)附加费用。
5) 一周以后可以(　　)检查结果。
6) 住院当天需要(　　)住院协议书。

학습정리

1.

患者：在中国被诊断出患有乳房癌。

预约：1)预约专家门诊。

　　2)请求预约酒店、房间。

　　　条件：离医院附近的酒店。/约有两个单人床的房间。

　　3)预约机场和酒店往返接送服务。

联络方式：电子邮件(航班号码、抵达时间/门诊日程、酒店、接机服务等整体日程)

对患者的要求：带上中国医生的意见书、检查结果和检查意见书。

2.

患者：在中国被诊断出乳房癌早期。

检查：乳房X射线、乳房超声波检查、组织检查。

住院咨询：住院时间和费用

　　1) 住院时间：从住院到出院前后大概需要一个礼拜。

　　2) 费用：要看住院时间、病房种类。

附加费用：接受组织检查、核磁共振、骨扫描等检查, 另外缴费。

检查结果咨询：一周以后可以咨询检查结果。

住院准备: 简单的洗漱用品、换穿的内衣、外套、押金。

3주차

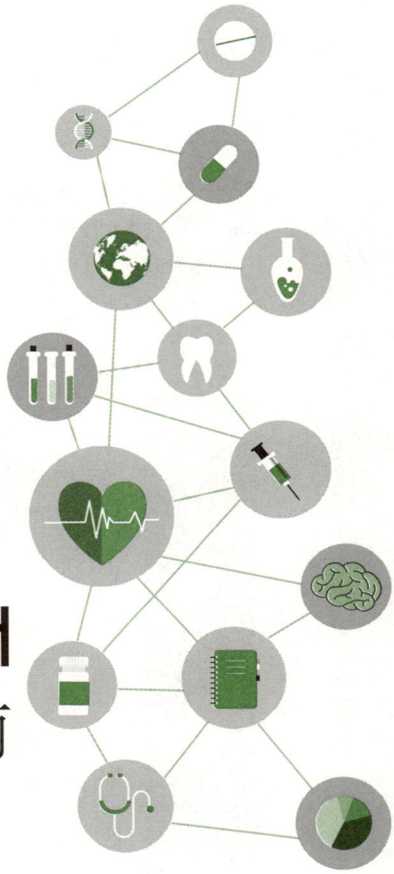

입원과 퇴원안내
住院、出院指南

학습내용

입원 안내와 주의사항 설명에 대한 내용을 학습한다.

학습목표

입원 시 상용되는 표현과 단어를 익힌다.

1강 입원안내 住宿指南

▶▶▶ 통역브리프

50세가 넘은 중국인 환자는 한국 병원에서 수술하기 위해 입원하여 간호사로부터 입원 안내를 받고 있는 내용이다.

간호사	您好。我来简单介绍一下住院手续。您定的是两人房。这是您的病床。您有贵重物品交给家属保管，或者保管在物品箱里。这里有带密码的物品箱。	안녕하세요, 간단하게 입원절차에 대해 설명해 드릴게요. 환자분께서 결정하신 병실은 2인실이고 여기가 환자분의 침대입니다. 귀중품은 가족에게 맡기시거나, 물품함에 보관해주세요. 여기에는 비밀번호로 입력하는 물품함이 있습니다.
환자	네, 알겠습니다. 저기, 호스피스를 신청할 수 있을까요?	好的，谢谢。请问，我可以申请陪护吗?
간호사	我会帮您申请。住院期间，早餐时间为上午7点到8点，午餐是12点到下午1点，晚餐是6点到7点。住院期间希望您每日三餐尽量吃医院提供的饭菜。	제가 신청하실 수 있도록 도와드릴게요. 입원기간동안 아침식사는 7~8시입니다. 점심은 12~1시, 저녁식사는 6~7시입니다. 입원하시는 동안 매일 3끼씩 병원에서 드리는 식사를 잘 드셨으면 합니다.
환자	알겠습니다. 여기에서 인터넷 할 수 있나요?	好的。请问这里可以上网吗?
간호사	我们医院有无线网，可以免费使用。地下一楼有银行、超市、书店、面包店等便利设施，您可以利用。后天早上10点钟要做手术。手术前您要在手术同意书上签字。	저희 병원에서는 무선 인터넷을 무료로 사용하실 수 있어요. 지하 1층에 은행, 슈퍼마켓, 서점, 제과점 등 편의시설이 마련되어 있어 편하게 이용하실 수 있습니다. 모레 오전 10시경에 수술이 진행됩니다. 수술 받으시기 전 수술 동의서에 서명하셔야 해요.

환자	한가지 물어볼게요. 수술 시, 전신마취하나요? 수술 시간은 얼마나 될까요?	请问，手术需要全身麻醉吗？手术时间需要多久？
간호사	手术时间需要一个半到两个小时左右。手术是局部麻醉下进行。	수술 시간은 한 시간 반에서 두 시간 정도로 생각하시면 됩니다. 수술은 국부마취로 하고요.
환자	수술에서 응급상황이 발생하면 어떡하죠?	手术时如果发生紧急情况怎么办？
간호사	对于这一点，您不用太担心。因为我们的医疗团队应对这种紧急情况发生做好了一切准备。	그점에 관해서는 걱정하지 않으셔도 되요. 저의 의료팀은 응급상황에 대처하는데 필요한 모든 준비를 마쳤거든요.
환자	네, 그럼 오늘 제가 주의해야 할 사항들이 있나요?	好的。那我今天有没有什么要注意的呢？
간호사	您如果有平时服用的药，暂时停止服用任何药。	혹시 평소에 복용하시면 약이 있으셨다면 잠시 모든 약의 복용을 중단해주세요.
환자	그건 왜죠?	那是为什么？
간호사	因为像阿司匹林那样的药物能让血液变稀，这会导致出血过多。还有手术结束后4-5小时内要压好手术部位，尽量不要动。	아스피린과 같은 약물은 혈액을 묽게 만들어 과다출혈을 유발할 수 있거든요. 그리고 수술 후 4~5시간 동안 수술부위를 잘 압박하고 있어야 해요. 최대한 움직이지 마시고요.
환자	네, 알겠습니다.	好的，我知道了。

간호사	如果没有什么问题，请在手术同意书上写上自己的名字并签字。您申请的陪护马上就会到。若有什么需要想找护士的话，请按床头和卫生间的红色按钮就可以。	다른 궁금한 점이 없으시다면 수술 동의서에 이름을 써주시거나 서명 부탁드릴게요. 신청하셨던 호스피스도 곧 도착할겁니다. 만약 간호사가 필요하시다면 침대 머리맡과 화장실에 있는 빨간 스위치를 누르시면 되요.
환자	네, 고맙습니다.	好的，谢谢。

단어

住院手续	[zhùyuàn shǒuxù]	입원수속, 입원절차
病床	[bìngchuáng]	병실침대
家属	[jiāshǔ]	가족
物品箱	[wùpǐnxiāng]	물품함
密码	[mìmǎ]	비밀번호
陪护	[péihù]	간병인, 호스피스
上网	[shàngwǎng]	인터넷하다, 인터넷에 접속하다
无线网	[wúxiànwǎng]	무선 인터넷
超市	[chāoshì]	슈퍼마켓
便利设施	[biànlì shèshī]	편의시설
手术同意书	[shǒushù tóngyìshū]	수술 동의서
签字	[qiānzì]	서명하다
全身麻醉	[quánshēn mázuì]	전신마취
局部麻醉	[júbù mázuì]	국부마취
紧急情况	[jǐnjí qíngkuàng]	응급상황

医疗团队	[yīliáo tuánduì]	의료팀
服用	[fúyòng]	(약을) 복용하다
阿司匹林	[āsīpǐlín]	아스피린
药物	[yàowù]	약물
血液	[xuèyè]	혈액
变稀	[biàn xī]	묽어지다, 희석되다
导致	[dǎozhì]	(결과, 사태를) 야기하다, 초래하다
出血过多	[chūxiě guòduō]	과다출혈
压好	[yāhǎo]	잘 누르다, 압력을 가하다
手术部位	[shǒushù bùwèi]	수술부위
按	[àn]	(버튼을) 누르다
床头	[chuángtóu]	침대 머릿맡
按钮	[ànniǔ]	버튼, 스위치

표현연습

我来简单介绍一下住院手续。
입원절차에 대해 간단하게 설명해드리겠습니다.

住院期间希望您每日三餐尽量吃医院提供的饭菜。
입원하시는 동안 매일 3끼식 병원에서 드리는 식사를 하셨으면 합니다.

我们医院有无线网，可以免费使用。
저희 병원에서는 무선 인터넷을 무료로 사용할 수 있습니다.

手术前您要在手术同意书上签字。
수술 전, 수술 동의서에 서명해야 합니다.

手术时间需要一个半到两个小时左右。
수술시간은 한 시간 반에서 두 시간 정도 소요됩니다.

医疗团队应对这种紧急情况发生做好了一切准备。
의료팀은 응급상황 대처에 대한 모든 준비를 마쳤습니다.

暂时停止服用任何药。
잠시 동안 복용하던 약을 중단해주세요.

像阿司匹林那样的药物能让血液变稀。
아스피린과 같은 약물은 혈액을 묽게 만듭니다.

会导致出血过多。
과다출혈을 유발할 수 있습니다.

手术结束后要压好手术部位。
수술 후, 수술부위를 잘 압박해야 합니다.

请按床头和卫生间的红色按钮就可以。
침대머리맡과 화장실에 있는 빨간 스위치를 누르면 됩니다.

好的，谢谢。
네, 감사합니다.

자주 나오는 질문

我可以申请陪护吗?
호스피스를 신청할 수 있을까요?

请问这里可以上网吗?
여기에서 인터넷 할 수 있나요?

手术需要全身麻醉吗?
수술하는 데 전신마취를 해야 하나요?

手术时间需要多久?
수술 시간은 얼마나 되죠?

手术时如果发生紧急情况怎么办?
수술 시 응급상황이 발생하면 어떡하나요?

我今天有没有什么要注意的呢?
오늘 제가 주의해야 할 사항이 있나요?

연습문제

1. 다음 한국어에 알맞은 어휘를 찾아 연결해보세요.

패스워드(비밀번호)	病床
머리 맡	钮
호스피스	床头
병원침대	陪护
단추	密码

2. 한글을 읽고, 제시된 단어를 순서대로 마우스로 끌어 알맞은 문장을 만들어보세요.

1) 귀중한 물품은 보관함에 보관해 주시기 바랍니다.
贵重物品/物品箱里/您/有/在/保管。

2) 입원기간에 하루 식사 세끼를 모두 병원에서 제공하는 식사로 드세요.
每日三餐/提供的/住院期间/吃医院饭菜/希望您/尽量。

3) 수술 동의서에 자신의 이름과 싸인을 하세요.
自己的名字/手术同意书上/请/并签字/在/写上。

2강 퇴원 안내 出院指南

▸▸▸ 통역브리프

50세가 넘은 중국인 환자는 의사로부터 수술설명을 듣고 수술 후 퇴원에 대해 안내를 받는 내용이다.

의사	您好！我是明天给您做手术的医生。我们先看看检查结果吧。请这边坐。	안녕하세요! 내일 환자분의 수술을 맡은 주치의입니다. 먼저 검사결과부터 보도록 하죠, 이쪽으로 앉으세요.
환자	네, 고맙습니다.	好的，谢谢。
의사	这胸部x射线照片跟您从中国带过来的照片相比，情况更严重。从肺部CT检查影像来看，癌症已经进行了一段时间。	여기 흉부x-ray사진과 환자분께서 중국에서 가져오신 사진을 비교해보면 상황이 더 안좋아졌네요. 폐CT검사 영상을 보면 암이 이미 어느 정도 진행됐고요.
환자	그렇습니까? 2년 전, 중국에서 폐결핵을 진단받아 1년 동안 치료를 받았어요. 그 후, 폐암 조짐이 있다고 해서 계속 걱정을 하고 있었습니다.	是吗？两年前我在中国被诊断为肺结核，治疗了一年。后来又说有可能患有肺癌的迹象，所以我一直都特别担心。
의사	但您不用太担心。明天手术成功，病情会好转。	하지만 크게 걱정하실 필요 없으세요. 내일 성공적으로 수술이 끝나면 많이 좋아지실 겁니다.
	수술 후 일정 시간 경과	手术后过了一段时间

의사	您受苦了。手术结果也很好。您可以出院了。以后服用一段时间的药就可以了。为了提高免疫力应摄取营养丰富的食物, 等出院后身体好了, 平时多做适当的运动。建议您回国以后一定要接受定期检查。	고생많으셨어요. 수술 결과가 아주 좋네요. 퇴원하셔도 됩니다. 나중에 약을 어느 정도 복용하셔도 괜찮습니다. 면역력을 높이기 위해서 영양가가 많은 음식을 섭취하시고요, 퇴원 후 컨디션이 좋아지시면 적당한 운동도 많이 하시고요. 중국으로 돌아가셔서 정기적으로 검사를 받으셨으면 좋겠습니다.
환자	네, 알겠습니다. 이후에도 한국에서 정기검진을 받았으면 좋겠네요. 퇴원수속은 어떻게 하면 되죠?	好的, 知道了。我希望今后也能在韩国定期接受医生的诊疗。出院手续要怎么办? 护士会帮您办理出院手续。
의사	护士会帮您办理出院手续。	간호사가 환자분의 퇴원수속을 도와드릴겁니다.
	(办理出院手续)	(퇴원 수속 처리)
간호사	안녕하세요, 환자분의 퇴원수속을 도와 드릴게요. 오늘 퇴원 가능하십니다. 의사선생님께서 3개월 분의 약을 처방해주셨네요. 이 약들은 매일 아침 저녁으로 하나씩 복용하시면 되요. 그리고 이것은 말씀하셨던 진료기록 사본과 검사자료, 영문진단서예요. 여기 검사결과영상자료도 함께 있고요.	您好, 我是来帮您办理出院手续的。今天您可以出院了。医生先给您开了3个月的药, 这些一包一包的药每天早晚要服用一次。还有这是您要求的病历复印件、检查资料和英文诊断书。还有检查结果影像资料。
환자	好的, 谢谢您。	네, 고맙습니다.
간호사	지금 퇴원수속 창구에서 수속을 밟으시면 됩니다. 입원비는 총 489만 원이네요. 입원하실 때, 600만 원을 보증금으로 내셨으니 남은 금액을 퇴원수속창구에서 수령하시면 됩니다.	现在去出院手续窗口办理出院手续吧。您的住院费用总计为489万韩元。住院的时候, 您缴了600万韩元的押金, 剩下的金额可以在出院手续窗口领取。

환자	好的，我很怕钱不够呢。谢谢您。	네, 돈이 부족할까 걱정했었어요. 감사합니다.
간호사	살펴가세요, 어서 쾌차하시고요.	请慢走，愿您早日康复。

단어

胸部x射线照片	[xiōngbù X shèxiàn zhàopiàn]	흉부x-ray사진
肺部CT检查影像	[fèibù CT jiǎnchá yǐngxiàng]	폐CT사진
癌症	[áizhèng]	암
被诊断为~	[bèi zhěnduànwéi]	~으로 진단받다
肺结核	[fèijiéhé]	폐결핵
治疗	[zhìliáo]	치료, 치료하다
患有~	[huànyǒu]	(질환을) 앓다
肺癌	[fèi'ái]	폐암
迹象	[jìxiàng]	조짐
担心	[dānxīn]	걱정하다, 염려하다
病情	[bìngqíng]	병세
好转	[hǎozhuǎn]	호전되다, 나아지다
免疫力	[miǎnyìlì]	면역력
摄取	[shèqǔ]	섭취하다.
营养丰富	[yíngyǎng fēngfù]	영양이 풍부한
建议	[jiànyì]	건의하다. 의견을 개진하다
定期检查	[dìngqī jiǎnchá]	정기검사, 정기검진
诊疗	[zhěnliáo]	진료하다

出院手续	[chūyuàn shǒuxù]	퇴원 수속
病历复印件	[bìnglì fùyìnjiàn]	진료기록 사본
检查资料	[jiǎnchá zīliào]	검사자료
英文诊断书	[yīngwén zhěnduànshū]	영문진단서
影像资料	[yǐngxiàng zīliào]	영상자료
窗口	[chuāngkǒu]	창구
办理	[bànlǐ]	처리하다.
住院费	[zhùyuànfèi]	입원비
总计	[zǒngjì]	합계, 총
押金	[yājīn]	보증금
剩下的	[shèngxiàde]	남은
金额	[jīn'é]	금액
领取	[lǐngqǔ]	수령하다.
请慢走	[qǐng mànzǒu]	안녕히 가세요, 살펴가세요
早日康复	[zǎorì kāngfù]	쾌차하세요

표현연습

这胸部**x**射线照片跟您从中国带过来的照片相比，情况更严重。
흉부x-ray사진과 중국에서 가져오신 사진을 비교해보니, 상황이 안좋아졌군요.

癌症已经进行了一段时间。
암이 이미 어느 정도 진행됐습니다.

我被诊断为结核，治疗了一年。
결핵으로 진단받아 1년 동안 치료를 받았습니다.

后来又说有可能患有肺癌的迹象。
나중에 폐암발병의 조짐이 있다고 말씀하셨습니다.

以后服用一段时间的药就可以了。
이후에 어느 정도 약을 복용해도 괜찮습니다.

为了提高免疫力应摄取营养丰富的食物。
면역력을 높이기 위해서 영양이 풍부한 음식을 섭취하세요.

建议您回国以后一定要接受定期检查。
돌아가시고 난 뒤, 정기적으로 검진을 받으셨으면 좋겠습니다.

护士会帮您办理出院手续。
간호사가 퇴원수속을 도와드릴 겁니다.

现在去出院手续窗口办理出院手续吧。
지금 나가셔서 퇴원수속창구에서 수속을 밟으세요.

每天早晚要服用一次。
매일 아침저녁으로 한번씩 드세요.

请慢走，愿您早日康复。
살펴가세요, 쾌차하십시요.

您的住院费用总计为**489**万韩元。
입원비는 총 489만 원입니다.

자주 나오는 질문

你什么时候被诊断为肺结核?

왜 폐결핵으로 진단 받으셨나요?

我的病情会好转吗?

병세가 호전되었나요?

平时可以做适当的运动吗?

평소에 적당한 운동을 해도 괜찮을까요?

出院手续要怎么办?

퇴원 수속은 어떻게 하죠?

出院手续在哪里办理?

퇴원수속은 어디에서 하면 될까요?

剩下的金额可以在出院手续窗口领取吗?

남은 금액은 퇴원수속 창구에서 수령하면 될까요?

연습문제

1. 다음 한국어에 알맞은 어휘를 찾아 연결해보세요.

보증금	免疫力
면역력	诊疗
진료	出院
퇴원	押金

2. 다음 중국어 문장의 올바른 한글 해석을 고르세요.

보기 剩下的金额可以在出院手续窗口领取。

1) 정확한 금액은 입원시 창구에서 찾아야 한다.
2) 금액은 퇴원시 창구에서 찾아야 한다.
3) 나머지 금액은 퇴원시 창구에서 받을 수 있다.

3. 한글을 읽고, 제시된 단어를 순서대로 마우스로 끌어 알맞은 문장을 만들어보세요.

1) 면역력을 높이기 위해서는 영양이 풍부한 음식을 먹어야 한다.
免疫力/丰富的/为了/应/摄取/提高/营养/食物。

2) 귀국 후 반드시 정기검사를 받기를 권유합니다.
建议您/接受/一定要/定期检查/回国以后。

학습정리

1.

住院介绍： 1) 贵重物品：保管在有密码的保管箱/ 家属保管
2) 住院期间每日三餐吃医院的饭菜。
3) 医院有无线网, 可以免费使用。
4) 地下一楼有便利设施。
5) 手术前您要在手术同意书上签字。

住院注意事项： 1) 暂时停止服用任何药。
2) 停止服用阿司匹林：能让血液变稀, 导致出血过多。

手术后注意事项：
手术后压好手术部位, 尽量不要动。

2.

患者被诊断为： 1) 肺结核
2) 肺癌

出院后管理： 1) 服用一段时间的药。
2) 为了提高免疫力摄取营养丰富的食物。
3) 身体好了, 做适当的运动。
4) 回国后接受定期检查。

办理出院手续： 1) 去出院手续窗口办理出院手续。
2) 缴纳住院费用。

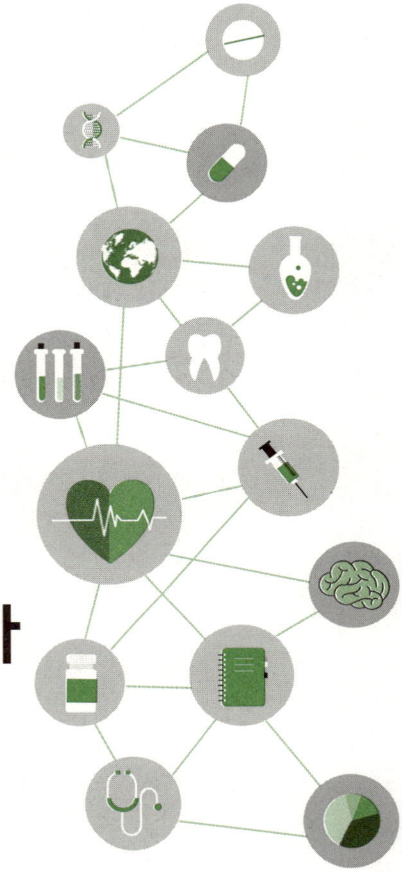

4주차

복습주차

학습내용

1, 2, 3주차에 관한 내용을 듣기와 문제풀이 위주로 학습한다.

학습목표

1, 2, 3주의 핵심내용을 다시 복습함으로써 듣기 훈련과 내용 파악을 목표로 한다.

연습문제

● 다음 대화 내용을 듣고 알맞은 답을 고르세요.

A: 我来介绍一下您今天要接受的体检项目。请问你有没有接受过包括大肠内窥镜在内的综合体检?
B: 做过胃内窥镜检查, 大肠内窥镜检查没有做过。
A: 那么, 我建议你这次做包括大肠内窥镜在内的体检项目, 怎么样?

1) A가 B에게 소개 하는 것은?

(1) 대장내시경 검사　　　(2) 건강검진

2) 위의 내용에서 A가 B에게 건의하는 검진 항목은?

(1) 위내시경검사　　　(2) 대장내시경검사

A: 体检要花多少钱? 检查需要多长时间?
B: 估计体检费用约为150万韩元。体检时间约为4-5个小时。请问您现在是空腹状态吗?

1) 건강검진 비용과 소요시간이 맞는 것은?

(1) 150만 원/ 4-5시간　　　(2) 150만 원/ 5-6시간

A: 体检前需要去更衣室换衣服。换好衣服后需要先接受尿检。
B: 好的。那么, 尿检之后呢?
A: 先到1楼的采血室, 做血检。然后到地下1楼做乳房核磁共振检查。 再到2楼做眼压检查。眼压检查是测定眼球的眼压是否有青光眼。

1) 건강검진 순서가 맞는 것은?

(1) 피검사-소변검사-MRI검사-안압검사
(2) 소변검사-피검사-MRI검사-안압검사

A: 这次体检结果有两个问题。一个是甲状腺超声波检查发现有甲状腺结节。我建议您接受进一步的检查。
B: 那么, 要做什么样的检查?
A: 我建议您再接受甲状腺细针穿刺活检。为了判断它是良性还是恶性需要做细针穿刺活检。

2) 위의 대화 내용 중 B의 건강검진 결과 발견된 병명은?
(1) 갑상선암 (2) 갑상선 결절

3) A가 B에게 권유하는 검사는?
(1) 갑상선 결절검사 (2) 갑상선세침검사

● 다음 대화 내용을 듣고 질문에 답하세요.

A: 因为甲状腺结节增大的速度慢, 所以大多数的患者感觉不到什么症状。可是如果结节压住食道, 这可能会有吞咽困难和呼吸困难的症状, 但这也不常见。
B: 还有一个问题是什么?
A: 还有一个问题是经过这次大肠内窥镜检查, 发现大肠内有息肉。需要做切除手术。

1) 患有甲状腺结节的大多数患者可以感觉到任何症状吗?
(1) 没有症状 (2) 有一点症状

2)如果结节压住食道, 会出现什么样的症状?
(1) 呼吸困难 (2) 食道发炎

3)患者的另一个问题是什么?
(1) 大肠内发现癌 (2) 要切除息肉

2주차(1, 2강)

● 다음 밑줄 친 부분에 들어가기에 어색한 표현은?

A: 请问您哪里不舒服?
B: 最近我在中国被诊断出患有乳房癌, 我想在你们医院做手术。
____

(1) 您可以帮我预约专家门诊吗?
(2) 我想越快越好。
(3) 我帮您约后天早上10点钟。

● 다음 한글을 보고 의미에 맞게 중국어 단어를 알맞게 배열하세요.

1) 预约酒店的 / 为 / 外国人 / 提供/ 你们医院 / 请问 / 服务吗?
그쪽 병원은 외국인을 위해 호텔예약 서비스를 제공하나요?

2) 您/ 帮我 / 约 / 酒店吗 /离医院附近的/ 可以 ?
병원부근의 호텔을 예약해 주실 수 있나요?

● 다음 대화 내용을 듣고 알맞은 답을 고르세요.

A: 您需要机场接机服务吗? 我们医院提供这项服务。
B: 那太好了。请帮我们预约机场和酒店往返接送服务。
A: 好吧! 那么, 您把您的航班号码、抵达时间等信息用邮件发给我们, 我们马上会将门诊日程、酒店、接机服务等预约内容和整体日程表发给您。

1) A가 B에게 이메일로 보내야 할 것은?
(1) 항편번호, 도착시간 (2) 진료예약과 호텔예약에 관한 내용

2) B가 A에게 이메일로 보내 준다는 것은?
(1) 항편번호, 도착시간 (2) 진료예약과 호텔예약에 관한 내용

A: 您在中国被诊断出乳房癌,请问您在中国都做过哪些检查?
B: 我做了乳房X射线和乳房超声波检查。
A: 除了这些检查之外还接受过其他检查吗?
B: 我做过组织检查。组织检查结果显示是乳房癌早期。

1) 환자가 진단 받은 병명은?

(1) 乳房癌　(2) 胃癌　(3) 大肠癌

2) 환자가 실시한 검사는?

(1) 乳房X射线-乳房超声波检查　(2) 乳房X射线-乳房超声波检查-组织检查

● 다음 괄호 안의 알맞은 단어를 보기에서 고르세요.

보기 缴纳 洗漱用品 病房 骨扫描 外套 填写 核磁共振

1) 这要看住院时间、(　　)种类。如果需要接受像组织检查、(　　)、(　　)等的检查,另外要缴纳附加费用。

2) A: 住院我需要准备些什么?

B: 住院前只要准备好简单的(　)、换穿的内衣和一件(　　)就可以。
住院当天需要(　　)住院协议书,还要(　　)一点押金。

3주차(1, 2강)

● 다음 괄호 안에 알맞은 단어를 써 넣으세요.

A: 您好。我来简单介绍一下(입원수속)。您定的是两人房。这是您的(침대)。您有贵重物品交给(가족)保管, 或者保管在物品箱里。这里有带(비밀번호의)物品箱。
B: 好的, 谢谢。请问, 我可以申请(호스피스)吗?

● 다음 괄호 안에 알맞은 동사를 써 넣으세요.

1) 住院期间希望您每日三餐尽量吃医院(　　)的饭菜。
2) 请在手术同意书上(　　)自己的 名字并(　　)。
3) 现在去出院手续窗口(　　)出院手续吧。

● 다음 대화 내용을 듣고 알맞은 답을 고르세요.

A: 今天我有没有什么要注意的呢?
B: 您如果有平时服用的药, 暂时停止服用任何药。
A: 那是为什么?
B: 因为像阿司匹林那样的药物能让血液变稀, 这会导致出血过多。还有手术结束后4-5小时内要压好手术部位,
A: 好的, 我知道了。
B: 若有什么需要想找护士的话, 请按床头和卫生间的红色按钮就可以。

1) 아스피린 복용금지의 이유가 아닌 것은?
(1) 출혈과다　(2) 혈액을 응고시킨다　(3) 혈액을 묽게 한다

2) 간호사를 찾으려면 어떻게 하라는 것인가?
(1) 침대머리 위의 빨간 버튼을 누르다
(2) 화장실의 빨간 버튼을 누르다
(3) 침대머리와 화장실의 빨간 버튼을 누르다

● 다음 알맞은 표현끼리 연결하세요.

1) 不用太担心	살펴가세요
2) 病情会好转	건강하시길 기원할게요
3) 您受苦了	움직이지 마세요
4) 请慢走	너무 걱정하지 마세요
5) 愿您早日康复	고생하셨어요
6) 尽量不要动	곧 좋아지실 거예요

● 다음 대화 내용을 듣고 질문에 알맞은 답을 고르세요.

A: 手术结果也很好。您可以出院了。以后服用一段时间的药就可以了。为了提高免疫力应摄取营养丰富的食物, 等出院后身体好了, 平时多做适当的运动。建议您回国以后一定要接受定期检查。

B: 好的, 知道了。我希望今后也能在韩国定期接受医生的诊疗。出院手续要怎么办? 护士会帮您办理出院手续。

A: 您好, 我是来帮您办理出院手续的。今天您可以出院了。医生先给您开了3个月的药, 这些一包一包的药每天早晚要服用一次。还有这是您要求的病历复印件、检查资料和英文诊断书。还有检查结果影像资料。

1) 为了提高免疫力应该要怎么办?

(1) 服用一段时间的药　(2) 定期检查　(3) 摄取营养丰富的食物

2) 不是对B的要求是哪个?

(1) 服药　(2) 办出院手续　(3) 带英文诊断书　(4) 缴费

3) 出院时不是患者所带的是什么?

(1) 药　(2) 病历复印件　(3) 检查资料　(4) 手术同意书

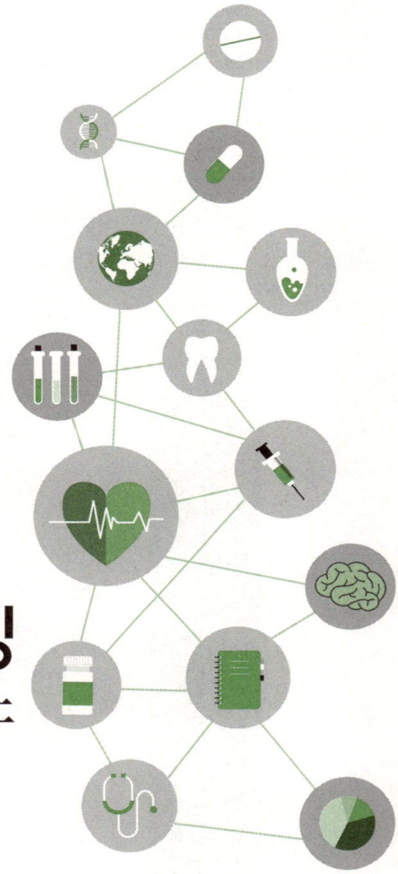

5주차

스케일링
洗牙

학습내용

모든 치과 치료의 전 단계인 스케일링에 대한 원리와 치료 이유에 대해 학습한다.

학습목표

치과 치료에서 가장 흔히 쓰이는 전문용어와 표현을 익혀 활용한다.

1강 스케일링 洗牙

▸▸▸ 통역브리프

한국에 거주하고 있는 중국인 35세 왕리리씨는 치아 스케일링을 위해 동네 병원을 방문하여 의사와 상담하는 내용이다.

환자	什么叫牙结石?	치석이 뭐예요?
의사	우리는 평소에 섭취하는 음식물의 음식 찌꺼기가 치아표면에 남은 상태로 계속 제거되지 않으면, 그 찌꺼기가 타액 속 광물질을 흡수하여 치아표면에 단단한 침착물을 만듭니다. 이것이 바로 치석입니다.	我们平时摄取食物，当这些食物残渣残留在牙齿表面一直未能去除时，它会吸收唾液中的矿物质而在牙齿表面形成坚硬的沉积物，这就是牙结石。
환자	它有颜色吗?	색깔이 있나요?
의사	형성된지 얼마 되지 않은 치석은 대부분 누런 빛을 띄며 단단하지 않습니다. 그러나 오랜 시간이 흐르면 검은 빛의 단단한 덩어리로 변하게 되는데, 그렇게 되면 단단함 정도와는 상관없이 플라그처럼 쉽게 양치질로 제거할 수 없게 됩니다.	刚形成的牙结石多半是黄色，质地较软，一旦久了就形成黑色的坚硬石块，不论软硬都无法像牙菌斑一样用牙刷除去。
환자	那要怎么办?	그럼 어떻게 하나요?
의사	반드시 치과의사의 도움을 받아 치석세척기로 제거해야 합니다. 이래야만 치주염과 같은 질병을 줄일 수 있습니다.	必须靠牙医师用洗牙机洗去。这样可以减轻牙周炎的疾病。

환자	牙周病是什么?	치주질환은 어떤 것인가요?
의사	치주질환은 구강질병 중 흔히 발생하는 질병으로 불결한 구강 위생, 덴탈 플라그, 과도한 치석은 치주질환을 유발하는 주요원인입니다.	牙周病是口腔最常见的疾病之一, 口腔卫生差, 牙菌斑、牙结石过多是引起牙周病的主要原因。
환자	牙周病严重了会怎样呢?	치주질환이 심하면 어떻게 되나요?
의사	치아를 조기 상실하게 하고 치아의 씹는 기능을 저하시킵니다. 스케일링의 목적은 구강질병을 미연에 방지하는 데 있습니다.	它直接导致牙齿过早丧失, 影响人的咀嚼功能。所以, 洗牙的主要目的是为了防治口腔疾病。
환자	洗牙会除掉牙结石吗?	스케일링을 하면 없어지나요?
의사	스케일링은 치석, 덴탈 플라그 및 침착된 색소를 제거하고 치아표면을 윤기 있게 만들어 플라그 및 치석의 침전을 막습니다.	洗牙用洁治器械去除牙齿上的牙结石、牙菌斑和色渍, 并磨光牙面, 以延迟牙菌斑和牙结石的再沉积。
환자	多久要洗一次牙?	스케일링은 언제 한번 하나요?
의사	전문가는 6개월에 한번씩 치석을 제거할 것을 권장합니다. 그러나 주의할 것은 스케일링만으로 치주질환을 예방할 수 없다는 것입니다.	专家们一般建议每半年洗一次牙结石。但应记住, 单靠洗牙是不能预防牙周病的。
환자	那要怎么办?	그럼 어떻게 해야 하나요?
의사	还应建立正确的口腔卫生习惯, 坚持早晚刷牙、饭后漱口, 每隔一段时间接受一次洗牙, 这样才可以有一个健康的牙周环境, 从而有效地预防牙周病的发生。	올바른 구강위생 습관, 아침 저녁마다 규칙적인 식사 후 양치, 정기적인 스케일링 치료가 함께 이루어져야만 건강한 치아를 유지하며 치주질환 발생을 효과적으로 예방할 수 있습니다.

단어

摄取	[shèqǔ]	섭취하다, 영양분을 흡수하다
食物残渣	[shíwù cánzhā]	음식 찌꺼기
残留	[cánliú]	남아있다
唾液	[tuòyè]	타액, 침
矿物质	[kuàngwùzhì]	광물질
坚硬的	[jiānyìngde]	단단한
沉积物	[chénjīwù]	침전물
质地	[zhìdì]	재질, 품질
牙结石	[yájiéshí]	치석
牙菌斑	[yájūnbān]	플라그, 치태
洗牙机	[xǐyájī]	스케일링기기
牙周炎	[yázhōuyán]	치주염
洗牙	[xǐyá]	스케일링
咀嚼	[jǔjué]	음식물을 씹다
口腔疾病	[kǒuqiāng jíbìng]	구강질병
结治器械	[jiézhì qìxiè]	스케일러
色渍	[sèzì]	색소침착
磨光	[móguāng]	광(윤)을 내다
延迟	[yánchí]	미루다, 늦추다
牙面	[yámiàn]	치아표면

표현연습

摄取的食物残渣会残留在牙齿表面。
섭취된 음식 찌꺼기가 치아표면에 남습니다.

在牙齿表面形成坚硬的沉积物。
치아표면에 단단한 침전물을 형성합니다.

无法像牙菌斑一样用牙刷除去。
덴탈 플라그처럼 양치로 제거할 수 없습니다.

专家们建议每半年洗一次牙结石。
전문가는 6개월에 한번씩 치석을 제거할 것을 권장합니다.

可以减轻牙龈炎、牙周炎的炎症状况。
치은염, 치주염과 같은 염증발생을 줄일 수 있습니다.

洗牙的主要目的是为了防治口腔疾病。
스케일링의 목적은 구강질병을 예방하는데 있습니다.

牙周病是口腔最常见的疾病之一。
치주질환은 쉽게 나타나는 구강질병 중 하나입니다.

牙周病影响人的咀嚼功能。
치주질환은 치아의 씹는 기능을 저하시킵니다.

每隔一段时间接受一次洗牙。
정기적으로 스케일링 치료를 받습니다.

자주 나오는 질문

牙齿表面形成坚硬的沉积物叫什么?
치아표면에 형성된 단단한 침착물은 무엇인가요?

刚形成的牙结石多半是什么颜色?
만들어진 지 얼마 되지 않은 치석은 대부분 어떤 색을 띄나요?

牙结石能用牙刷除掉吗?
치석은 양치로 제거할 수 있나요?

怎么处理牙结石?
치석은 어떻게 관리해야 하나요?

牙结石过多会引起什么疾病?
과도한 치석은 어떤 질병을 유발할 수 있나요?

牙周病会使牙齿怎么样?
치주질환은 치아에 어떤 영향을 미치나요?

洗牙的主要目的是什么?
스케일링의 목적은 무엇인가요?

单靠洗牙能预防牙周病吗?
스케일링만으로 치주염을 예방할 수 있나요?

用洁治器械去洗牙能除掉什么?
치석세척기로 스케일링을 하면 무엇을 제거할 수 있나요?

建立正确的口腔卫生习惯应该如何?
올바른 구강위생 습관은 무엇인가요?

연습문제

1. 다음 괄호 안의 알맞은 뜻을 한글로 쓰세요.

食物残渣 :

唾液 :

矿物质 :

沉积物 :

牙结石 :

2. 다음 설명에 알맞은 단어를 보기에서 고르세요.

보기 口腔, 洗牙, 牙周病, 牙周病, 刷牙, 漱口, 牙菌斑

1) 专家建议每半年洗一次牙是为了除掉(　　　　　)。

2) 牙结石过多会引起(　　　　　)。

3) (　　　　　)会导致牙齿过早丧失。

4) 坚持早晚(　　　　　)可以维持口腔卫生。

5) (　　　　　)不能去掉色渍。

3. 다음을 듣고, B의 응답으로 적절한 것을 고르세요.

A: 多少要洗一次牙?

B: ______________________________

1) 专家们一般建议每半年洗一次牙结石。

2) 必须靠牙医师用洗牙机洗去。

3) 这样可以减轻牙周炎的疾病。

4. 다음 B의 응답을 읽고, A에 들어갈 말로 알맞은 것을 고르세요.

A: ______________________________
B: 它直接导致牙齿过早丧失, 影响人的咀嚼功能。

1) 洗牙会除掉牙结石吗? 2) 牙周病严重了会怎样呢?

5. 치아 건강을 위해 하지 않아야 할 사항은?

1) 洗牙
2) 刷牙
3) 磨牙

* 다음 치석에 관한 설명으로 설명하지 않은 것은?

1) 食物残渣残留在牙齿表面的沉积物。
2) 刚形成的牙结石多半是黄色。
3) 牙结石像牙菌斑一样用牙刷可以除去。

* 치주염에 대한 설명으로 틀린 것은?

1) 牙周病的主要原因是牙结石过多引起。
2) 牙周病会导致牙齿过早丧失, 影响咀嚼功能。
3) 洗牙不能减轻牙周炎的疾病。

*스케링에 대한 설명으로 틀린 것은?

1) 洗牙会除掉牙结石。
2) 洗牙可以除掉色渍。
3) 专家们一般建议每一年洗一次牙较好。

2강 스케일링 洗牙

▸▸▸ 통역브리프

한국에 거주하고 있는 중국인 35세 왕리리씨는 치아 스케일링을 위해 동네 병원을 방문하여 의사와 상담하는 내용이다.

의사	您好! 您是怎么不舒服?	안녕하세요! 어디가 불편하신가요?
환자	스케일링을 받고 싶어서요.	我想洗牙。
의사	您上次洗牙是什么时候?	지난번 스케일링 받으셨던 때가 언제였죠?
환자	2~3년쯤 전이었습니다. 스케일링 받을 때마다 시큰시큰 아팠어요.	大概有两三年了。每次洗牙会有酸痛。
의사	洗牙最好6个月一次。如果你有发炎的牙齿或很多牙结石, 洗牙时可能会流血。	스케일링은 6개월에 한번씩 받으시는 것이 가장 좋습니다. 염증이 생긴 치아가 있거나 치석이 많을 경우 스케일링시 출혈이 발생할 수 있어요.
환자	스케일링 받은 후 양치할 때도 피가 납니다. 왜 그런 건가요?	洗牙后刷牙时还有流血现象。这是为什么?
의사	洗牙后的流血现象多半在一周左右自动不见。如果局部地方仍有流血, 那么, 得请牙医师小心检查是否已有牙周病或牙龈深部尚有残余的牙结石。	스케일링 후 발생하는 출혈은 대부분 1주일 정도면 자연적으로 사라집니다. 만약 부분적으로 출혈이 계속될 경우 치주질환 혹은 잇몸 깊은 곳에 여전히 치석이 남아있는 것이 아닌지 의사의 세심한 검진이 필요하죠.
환자	스케일링 후 또 어떤 증상들이 나타날 수 있나요?	洗完牙后还会出现什么症状?

의사	洗牙后的牙齿对冷热会有点敏感而感到酸痛, 这种症状都是暂时的, 通常一周左右就会消失。 若酸痛症状一直存在, 可以考虑使用一些抗敏感牙膏, 一般使用一个月左右多会改善。	뜨거운 것 혹은 찬 것에 치아가 민감하게 반응하여 시큰시큰한 통증을 느낄 수 있는데 이는 모두 일시적인 증상입니다. 일반적으로 1주일 후 모두 사라지는 증상들이예요. 만약 통증이 사라지지 않는다면 민감성 치아용 치약을 사용하실 수 있습니다. 한달 정도 사용하시면 많이 나아지실 겁니다.
환자	스케일링을 받고 나면 보기에 그 전과 달라진 것 같아요.	洗牙后好像看来跟洗牙前有点不一样。
의사	是的。洗牙后的牙齿常常会看起来比较长, 牙缝也会比较大。 这主要是因为发炎的牙肉不再肿胀、牙肉恢复健康。	네, 그렇습니다. 치아가 더 길게 보이고 이와 이 사이에 틈새가 보이는 것 같죠. 그것은 염증으로 부어 있던 잇몸이 가라앉으면서 잇몸이 건강해졌기 때문입니다.
환자	스케일링하는데 시간이 얼마나 걸리죠? 제가 오후에 일이 있는데요.	洗牙需要多长时间? 我下午有约。
의사	采用超声波洁牙机洗牙, 需要一个小时左右。超声洁治是一种高效去除牙石的器械, 省时省力。	초음파 치석세척제를 이용하기 때문에 1시간 정도면 됩니다. 초음파 치석세척제는 초음파를 이용해 효율적으로 치석을 제거하는 기계거든요. 시간과 힘을 모두 줄여주죠.
환자	스케일링을 받으면 커피, 차, 담배로 착색된 치아를 깨끗하게 만들 수 있나요?	洗牙可以清除牙齿表面的咖啡渍、茶渍和烟渍吗?
의사	有很多人以为, 只要去专业的口腔医院洗完牙, 牙齿就一定能美白。洗牙无法改善牙齿内部的色素沉着, 比如四环素牙、氟斑牙等。	많은 분들이 구강전문병원에서 스케일링을 받으면 치아가 깨끗해 질것이라 생각하시는데요, 스케일링으로 치아 안쪽의 색소침착까지 제거할 수는 없습니다. 테트라사이클린, 불소 등 약물에 의한 침착이 여기 해당하죠.

환자	제 치아에 테트라사이클린 침착이 있는데요. 어떻게 하면 제거할 수 있을까요?	我有四环素牙, 如何可以清除?
의사	您应该要进行牙齿美白。	치아 미백을 받으셔야 합니다.
환자	치아 미백과 스케일링은 다른 건가요?	牙齿美白和洗牙是不同的概念吗?
의사	是的, 洗牙的目的主要是清洁, 维持良好的口腔环境。	다르죠, 스케일링은 청결한 구강상태를 유지하기 위한 것이니까요.

단어

酸痛	[suāntòng]	시큰시큰 쑤시고 아프다
牙科治疗	[yákē zhìliáo]	치과치료
发炎	[fāyán]	염증이 생기다
抗敏感牙膏	[kàng mǐngǎn yágāo]	민감성 치아용 치약
牙缝	[yáfèng]	윗니와 아랫니 사이
牙肉	[yáròu]	잇몸
超声波洁牙机	[chāoshēngbō jiéyájī]	초음파 치석세척제
省时省力	[shěngshí shěnglì]	시간과 힘을 절약하다
咖啡渍	[kāfēizì]	커피로 인한 치아착색
茶渍	[cházì]	차로 인한 치아착색
烟渍	[yānzì]	담배로 인한 치아착색
口腔医院	[kǒuqiāng yīyuàn]	구강병원
牙齿美白	[yáchǐ měibái]	치아미백
色素沉着	[sèsù chénzhuó]	색소침착
四环素牙	[sìhuán sùyá]	테트라사이클린(약물의 일종)으로 인한 치아변색
氟斑牙	[fú bānyá]	불소침착
概念	[gàiniàn]	개념
维持	[wéichí]	유지하다
口腔环境	[kǒuqiāng huánjìng]	구강환경, 구강상태

표현연습

洗牙后的流血现象多半在一周左右自动不见。
스케일링 후 나타나는 출혈은 대부분 1주일 정도 후 자연적으로 사라집니다.

请牙医师检查是否已有牙周病。
치주질환이 있는 것은 아닌지 치과의사의 검진을 청하세요.

牙龈深部尚有残余的牙结石。
잇몸 깊은 곳에 치석이 남아 있습니다.

洗牙后的牙齿对冷热会有点敏感而感到酸痛。
스케일링 후 치아가 찬 것과 뜨거운 것에 민감해져 통증을 느낄 수 있습니다.

超声洁治是一种高效去除牙石的器械。
초음파 치석세척기는 효율적으로 치석을 제거하는 기기입니다.

省时省力。
시간과 힘을 절약합니다.

洗牙可以清除牙齿表面的咖啡渍、烟渍。
스케일링은 치아 표면의 커피, 담배로 인한 착색을 제거할 수 있습니다.

洗牙无法改善牙齿内部的色素沉着。
스케일링은 치아 안쪽의 색소 침착을 없앨 수 없습니다.

牙齿美白和洗牙是不同概念。
치아미백과 스케일링은 다릅니다.

洗牙的目的主要是维持良好的口腔环境。
스케일링의 목적은 청결한 구상상태를 유지하는 데 있습니다.

자주 나오는 질문

洗牙最好是几个月一次?
스케일링은 몇 달에 한번씩 받는 것이 가장 좋은가요?

洗牙后刷牙还会有流血现象吗?
스케일링 후 양치할 때 피가 날 수 있나요?

洗完牙后还会出现什么症状?
스케일링 후 또 어떤 증상이 나타날 수 있나요?

洗牙后一直存在酸痛症状可以考虑使用什么?
스케일링 후 통증이 계속될 때 어떤 방법을 사용할 수 있나요?

洗牙后的牙齿看起来跟洗牙前不一样吗?
스케일링 후 치아가 전과 달라 보일 수 있나요?

采用超声波洁牙机洗牙, 需要多长时间?
초음파 치석세척제를 이용하면 스케일링 하는 데 시간이 얼마나 걸리나요?

洗牙可以清除牙齿表面的咖啡渍、茶渍和烟渍吗?
스케일링으로 치아 표면의 커피, 담배로 인한 착색을 제거할 수 있나요?

改善四环素牙应该如何?
테트라사이클린으로 인한 치아변색은 어떻게 제거할 수 있나요?

연습문제

1. 다음 괄호 안의 알맞은 뜻을 보기에서 고르세요.

보기 잇몸 치아미백 불소침착 니코친착색 치아변색 치과 입틈

1) 牙缝
2) 牙肉
3) 烟渍
4) 口腔医院
5) 牙齿美白
6) 四环素牙
7) 氟斑牙

2. 다음 문장을 듣고 맞는 것을 고르세요.

1) 洗牙后无果还流血, 得请医生检查是否已有牙周病。
2) 洗完牙后还会出现酸痛。
3) 洗牙后的牙齿会看起来比较长, 牙缝也会比较大。
4) 洗牙可以清除牙齿表面的氟斑牙。
5) 牙齿美白和洗牙是相同的概念吗。
6) 洗牙的目的主要是维持良好的口腔环境 。

*스케링 후 나타나는 현상이 아닌 것은?

1) 洗牙后的牙齿常常会看起来比较长。
2) 牙缝也会比较大。
3) 洗牙后会发炎。

* 스케링에 대한 설명으로 틀린 것은?

1) 洗牙可以清除牙齿表面的咖啡渍、茶渍和烟渍。
2) 去口腔医院洗完牙, 牙齿就会美白。
3) 洗牙的目的主要是清洁, 维持良好的口腔环境 。

학습정리

1.

- 牙齿表面形成坚硬的沉积物=牙结石。
- 每半年洗一次牙结石，可以减轻牙龈炎、牙周炎。
- 洗牙的主要目的是为了防治口腔疾病。
- 牙周病导致牙齿过早丧失，影响咀嚼功能。
- 单靠洗牙是不能预防牙周病的。
- 坚持早晚刷牙、饭后漱口。建立健康的牙周环境。

2.

- 洗牙后的牙齿对冷热敏感有酸痛。
- 洗完牙的变化：牙齿看起来比较长，牙缝也比较大。
- 洗牙无法改善牙齿内部的色素沉着：四环素牙、氟斑牙
- 牙齿美白和洗牙是不同的概念。
- 洗牙的目的主要是清洁，维持良好的口腔环境 。

6주차

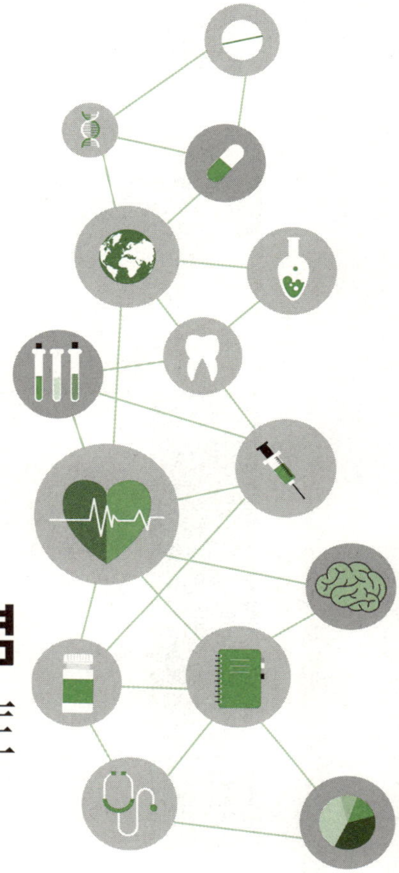

치주염
牙周症

학습내용

치주염과 치아교정에 관한 내용을 학습한다.

학습목표

치주염의 발생원인과 치료, 치아교정에 관한 내용을 숙지하고, 그에 따른 전문용어를 익혀 활용할 수 있는 단계에 도달한다.

1강 치주염 牙周症

▸▸▸ 통역브리프

서울에서 거주하고 있는 50세가 넘은 중국인 첸선생이 치주염이란 진단을 받고 의사선생님과 치주염에 대해 대화를 나누는 내용이다.

환자	牙周病是什么? 导致牙周症的原因有哪些?	치주염은 어떤 질환인가요? 치주염을 일으키는 원인은 무엇이죠?
의사	치주염은 잇몸과 치조골 등에 발생하는 만성, 파괴성 질환입니다.	牙周病是发生在牙肉、牙槽骨等的一种慢性、破坏性疾病。
환자	它有什么症状?	어떤 증상이 있나요?
의사	초기에는 일반적으로 명확한 증상이 나타나지 않습니다. 그러다 말기에 들어서면 치아가 흔들리고 치주에 농(고름)이 생겨 음식을 씹는 저작기관에 문제를 일으켜 기능을 잃게 만들죠.	早期一般没有明显的症状, 晚期会出现牙齿松动、牙周脓肿等病变, 使咀嚼器官出现问题 , 失去咀嚼功能。
환자	那么, 为什么会发生这种病?	그러면 왜 이런 병이 발생하나요?
의사	치주염은 주로 영양상태와 내분비, 쌓인 치석과 관련이 있습니다. 그 중에서도 치석이 쌓이는 것이 중요한 원인이라고 할 수 있죠. 평소 구강위생에 소홀했다면 플라그와 치석이 쌓이게 됩니다. 치석으로 인해 생성되는 플라그는 직접적으로 치은을 자극해 치은염을 유발하죠. 치아질환이 있는 많은 환자분들이 참을 수 없을 때까지 참고 계시다가 (상황이 악화되었을 때)	牙周疾病主要与营养内分泌及牙石积聚等有关, 其中牙石的积蓄是一个重要因素。如果平时不注意口腔卫生, 会导致牙菌斑和牙石堆积。牙石产生的细菌直接刺激牙龈, 容易引起牙龈炎。不少牙病患者往往等到实在难以忍受的时候才想起看病, 这样延误了治疗时机, 不得不把牙拔掉。

	병원에 오시는데요. 그렇게 되면 적절한 치료시기를 놓치게 되어 다른 방법 없이 발치할 수 밖에 없습니다.	
환자	牙周病与营养、内分泌有关吗?	치주염은 영양상태, 내분비와 관련 있나요?
의사	치주질환은 관상동맥경화증과 신생아 발육부진문제를 낳습니다. 또 당뇨병, 내분비교란 등 전체적인 몸의 면역력과 부분적인 면역력을 모두 약화시킵니다. 또 치주염질환의 진행을 촉진시키죠.	牙周疾病还会引起冠心病并造成新生儿发育不良, 此外糖尿病、内分泌紊乱等会造成全身抵抗力下降和局部免疫力降低, 也会促进牙周疾病的发生。
환자	牙周病的治疗方法有哪些?	치주염 치료 방법으로는 어떤 것들이 있을까요?
의사	치주염 치료는 병세의 심각성을 보고 판단해야 합니다. 치은염과 조기 치주염의의 경우, 임상학적으로 스케일링을 통해 치석과 플라그를 제거하여 붓고 충혈된 치주를 가라앉힙니다. 그래서 병세가 더 악화되지 않도록 하는 것이죠.	牙周病的治疗需要根据病情的严重程度进行选择。对于牙龈炎和早期牙周炎, 临床上采用洁治的方法来去除牙石和牙菌斑, 减轻牙龈红肿和充血, 从而控制病情发展。
환자	如果严重, 如何治疗?	병세가 심각하다면 어떻게 치료하나요?
의사	치주염이 어느 정도 진행되었다면 치주 제거수술을 해야 합니다. 특수 제작된 제거기로 잇몸뿌리부분의 치석과 플라그를 제거합니다. 스케일링과 치주수술은 가장 기본적인 치주염 치료법입니다. 효과가 좋지만 치료기간이 길고 환자분의 협조가 절대적으로 필요한 방법입니다.	如果牙周炎已发展到一定程度, 则要作牙周刮治, 即用特殊角度的刮治器, 刮去附在牙根面上的牙石和牙菌斑。洁治和刮治是牙周病的最基本治疗, 疗效明显, 但治疗时间长, 需要病人密切配合。

환자	这样能彻底治疗吗?	그러면 완전하게 치료할 수 있나요?
의사	병 진행 정도가 심각하거나 특수 유형의 치주염을 앓고 계신 환자라면 수술이 필요합니다. 치아 수술은 부부적이고 또 안전한 수술 중 하나예요. 치과 진료를 받으시고 나면 바로 수술을 진행할 수 있죠. 국부마취 후, 치은을 조금 노출시켜 치주 깊은 곳의 결석과 잇몸 조직을 깨끗하게 제거합니다. 만약 뼈의 손실이 있다면 인공골분을 넣어 파괴된 뼈 조직을 다시 재생시킵니다.	还有一些重症和特殊类型的牙周炎患者需要进行手术。牙周手术是一种局部而又安全的手术, 在牙科门诊即可施行。局部麻醉下, 将牙龈稍微翻开, 牙周深部的结石、肉牙组织彻底清除, 若有骨损失, 可配合放置人工骨粉, 使破坏的骨组织再生。
환자	维持牙周治疗的疗效在饮食方面有哪些注意事项?	치은치료의 치료효과를 지속시키려면 음식을 섭취하는데 어떤 점들을 주의해야 할까요?
의사	건강한 식습관을 가져야죠. 식생활 구조 및 영양균형상태에 주의하셔야 합니다. 흰살고기, 계란, 채소, 과일 등 치아 구강 건강에 좋은 음식을 많이 드시고 당분이 함유된 식품은 되도록 피하시는 것이 좋습니다. 흡연을 삼가고 음주는 줄이세요. 섬유질이 많은 식품은 많이 섭취하시고요.	要养成健康的饮食习惯。注意饮食结构, 营养要均衡, 多吃白肉、蛋、蔬菜、水果等有益于牙齿口腔健康的食物;尽量少吃含糖食品, 不抽烟, 少喝酒, 多吃富含纤维的食物。

단어

牙周症	[yázhōuzhèng]	치주염
牙肉	[yáròu]	잇몸
牙槽骨	[yácáogǔ]	치조골
牙齿松动	[yáchǐ sōngdòng]	(틈이 생겨) 치아가 흔들리다
牙周脓肿	[yázhōu nóngzhǒng]	치주 종기
咀嚼器官	[jǔjué qìguān]	저작기
内分泌	[nèifēnmì]	내분비
牙石	[yáshí]	치석
积聚	[jījù]	쌓다, 축적하다
积蓄	[jīxù]	축적하다, 모으다
牙菌斑	[yájūnbān]	플라그
牙龈炎	[yáyínyán]	치은염, 잇몸 염증질환
延误	[yánwù]	일을 지체하다, 시기를 놓치다
冠心病	[guānxīnbìng]	관상동맥경화증
内分泌紊乱	[nèifēnmì wěnluàn]	내분비 교란
免疫力	[miǎnyìlì]	면역력
临床上	[línchuángshàng]	임상적으로
洁治	[jiézhì]	스케일링하다, 치석을 제거하다
刮治	[guāzhì]	치주수술 (치아 및 치아뿌리 깊은 곳의 치석 등을 깨끗이 제거)
人工骨粉	[réngōng gǔfěn]	인공 골분
营养均衡	[yíngyǎng jūnhéng]	영양적으로 균형 잡힌
白肉	[báiròu]	흰살 고기 (지방함량이 적다)

纤维	[xiānwéi]	섬유질

표현연습

牙周病是发生在牙肉、牙槽骨等的一种慢性疾病。
치주염은 잇몸, 치조골 등의 부위에 발생하는 만성 질환입니다.

牙周病使咀嚼器官失去完整性并破坏其功能。
치주염은 저작기관을 약화시켜 음식 씹는 기능을 파괴합니다.

平时不注意口腔卫生，会导致牙菌斑和牙石堆积。
평소 구강위생을 소홀히 했다면 플라그 및 치석축적이 생길 것입니다.

延误了治疗时机，不得不把牙拔掉。
치료시기를 놓쳐 다른 방법 없이 발치해야 합니다.

牙周疾病还会引起冠心病并造成新生儿发育不良。
치주질환은 관상동맥질환 및 신생아의 발육부진 문제를 초래합니다.

内分泌紊乱等会造成全身抵抗力下降和局部免疫力降低。
내분비교란 등은 몸 전체의 면역력 및 부분적 면역력의 약화를 가져옵니다.

临床上采用洁治的方法来去除牙石和牙菌斑。
임상적으로는 스케일링을 통해 치석 및 플라그를 제거합니다.

洁治和刮治是牙周病的最基本治疗，疗效明显。
스케일링과 치주수술은 가장 기본적인 치주염치료법으로 치료효과가 명확히 나타납니다.

尽量少吃含糖食品，不抽烟，少喝酒，多吃富含纤维的食物。
최대한 당분이 함유된 음식을 피하고, 흡연과 음주를 삼가며 섬유질이 함유된 식품을 많이 섭취하세요.

자주 나오는 질문

导致牙周症的原因有哪些?
치주염을 일으키는 원인은 무엇인가요?

晚期会出现牙齿松动、牙周脓肿等病变吗?
말기에 들어서 치아 흔들림, 치주, 농(고름) 등의 문제가 발생하나요?

导致牙菌斑和牙石堆积的主要原因是什么?
플라그와 치석이 생기는 주된 원인은 무엇인가요?

牙石产生的细菌直接刺激牙龈会引起什么?
치석으로 인한 세균이 치은을 직접적으로 자극하면 어떤 문제가 발생하나요?

牙周炎术安全吗?
치주염수술은 안전한가요?

维持牙周炎治疗的疗效在饮食方面有哪些注意事项?
치주염 치료효과를 위해, 음식을 섭취하는 데 주의해야 할 사항은 무엇인가요?

有益于牙齿口腔健康的食物有哪些?
치아 구강건강에 좋은 식품으로는 무엇이 있을까요?

연습문제

1. 다음 한국말에 알맞은 중국어 단어를 보기에서 찾으세요.

1) 플러그

보기 牙结石 牙菌斑 牙周病

2) 잇몸

보기 牙石 牙龈 牙周

3) 스케일링

보기 洗牙 刮治 纤维

4) 면역력

보기 抵抗力 免疫力 咀嚼力

2. 다음 괄호에 알맞은 단어를 보기에서 찾아 넣으세요.

보기 刮治 牙周病 牙菌斑 牙齿松动 牙石 牙槽骨 牙龈炎

1) (　　)是发生在牙肉、(　　)等的一种慢性、进行性破坏的疾病。

2) 早期一般没有明显的症状, 晚期会出现(　　)、牙周脓肿等病变。

3) 如果平时不注意口腔卫生, 会导致(　　)和牙石堆积。(　　)产生的细菌直接刺激牙龈, 容易引起(　　)。

4) 如果牙周炎已发展到一定程度, 则要作牙周(　　)。

● 아래 치주염에 대한 설명 중 맞으면 (○), 틀리면 (×)하세요.

1) 牙周病是发生在牙肉、牙槽骨等的一种慢性疾病。(　　)

2) 牙周疾病主要与营养内分泌及牙结石积聚等有关。(　　)

3) 牙结石的积聚跟牙周炎无关。(　　)

4) 牙周疾病还会引起冠心病。(　　)

● 다음 치주염의 말기 증상으로 틀린 것을 고르세요.

1) 没有明显的症状。

2) 会出现牙齿松动。

3) 牙周脓肿。

4) 咀嚼器官失去功能。

● 치주염 환자가 음식에서 주의해야 할 사항이 아닌 것은?

1) 营养要均衡。

2) 含糖食品。不抽烟, 少喝酒。

3) 多吃富含纤维的食物。

2강 치아교정 牙齿矫正

▶▶▶ 통역브리프

서울에서 거주하고 있는 30세가 넘은 중국인 리선생이 치아교정을 하고 싶어 치과의사와 상담하는 내용이다.

환자	牙齿矫正是不是需要很长时间?	치아교정하는 데 시간이 오래 걸리나요?
의사	일반적으로 의사가 교정 치료과정에서 치아손실을 피하기 위해 천천히 치아를 이동시킵니다. 이렇게 하면 통증도 줄일 수 있죠. 그래서 충분한 시간이 필요한 것입니다.	一般矫正医师在治疗过程中, 为了避免对牙齿造成伤害, 会慢慢拉动牙齿, 这样也会减少疼痛, 所以需要充分的时间。
환자	我有二颗虎牙, 是拔掉好还是磨小做牙套好呢? 虎牙的成因是什么?	저한테 송곳니가 2개 있는데요. 발치하는 것이 좋을까요, 아니면 치아를 깎아 교정기를 착용하는 것이 나을까요? 송곳니는 왜 생기는 거죠?
의사	일반적으로 말하는 호랑이 이빨을 송곳니라고 합니다. 특히 상악(윗턱)이 가장 두드러지죠. 송곳니가 생기는 이유는 잇몸의 공간이 부족해서 치아가 배열될 때 성장속도가 가장 느린 송곳니가 (자랄 공간이 없어) 돌출됩니다.	一般人所谓的虎牙, 其实正确名称是「犬齿」, 尤其上颚最明显。 它的成因是牙床空间不够, 所有牙齿排列导致生长最慢的犬齿被挤出。
환자	那么, 像我这种情况要怎么办?	그러면 저 같은 경우, 어떻게 하면 좋을까요?

의사	교정을 통해 치아를 다시 배열하는 방법을 생각해보셔야 합니다. 바로 치아교정을 하시면 좋아지실 거예요.	您应考虑做矫正重新排列牙齿，就是做牙齿矫正较好。
환자	牙齿拥挤做矫正一定要拔牙吗?	치아가 자리할 공간이 부족한데 교정을 하려면 발치해야 하나요?
의사	현재 교정치의학이 빠르게 발전해서 예전에 쉽게 치료하지 못했던 부분들도 획기적인 방법으로 모두 치료할 수 있습니다. 예를 들면 치아공간부족문제의 경우 꼭 발치를 해야 할 필요가 없어요. 만약 송곳니의 자리가 나쁘지 않은데 다만 치아가 뾰족하고 길어 보인다면 치아를 약간 깎기만 해주면 되고요.	现在矫正牙医学日新月异，许多过去不容易改善的，都有创新的方法可以治疗。例如，空间不足的问题也不一定要拔牙才能解决。若是犬齿位置还好，只是牙齿看起来较尖长，可考虑稍微磨掉牙尖就可。
환자	戴牙套会影响美观，如何可做矫正又不影响外观?	교정기를 착용하면 미관상 보기 흉할 텐데요, 어떻게 하면 교정을 하면서 보기에도 괜찮을까요?
의사	현대과학이 크게 발전해서 미관을 해치지 않고 교정을 하고 싶으시다면 설측교정을 받으시거나 투명교정기를 사용할 수 있습니다. 교정기가 두드러지게 보이지 않지만 조금 비용이 높습니다.	现在科技医学十分进步，如不想影响门面又想做矫正，可选择舌侧矫正或透明矫正器，较不明显，但费用较贵。
환자	我想戴透明牙套，请问跟一般牙套有什么不同?	저는 투명교정기를 사용하고 싶네요. 일반교정기와 어떤 점이 다른가요?
의사	기존의 교정기(일반적으로 흔히 말씀하시는 교정기)는 금속재질입니다. 어떤 분들은 교정기가 너무 눈의 띄어 미관을 해치는 것을 꺼려하셔서 투명교정기를 이용하시죠.	一般传统的矫正器(就是一般民众常说的牙套)是金属材质，有些人不想让矫正器太明显而影响美观，而选择透明矫正器。

환자	它的主要材质是什么? 价格会很贵吗?	그럼 투명교정기는 어떤 재질로 만들어졌나요? 가격이 더 비쌀까요?
의사	투명교정기 재질은 레진과 도재 두 종류가 있습니다. 레진재질의 교정기의 경우 경도가 낮고 교정기간 동안 쉽게 마모되거나 색소침전이 생길 수 있어요. 얼룩이 묻은 것처럼 보일 수 있죠. 그러나 가격은 저렴한 편입니다. 도재재질의 교정기의 경우, 경도가 높고 쉽게 마모되거나 얼룩이 생기지 않지만 가격이 조금 비싼 편입니다. 평균적으로 금속교정기보다 더 비쌉니다.	透明矫正器材质可分为「树脂」及「陶瓷」二类, 树脂类的矫正器硬度不高, 在矫正期间容易磨损且易有色素沉积, 看起来脏脏的, 但价格较便宜; 陶瓷类矫正器硬度高, 不易磨损、不沾脏, 但价格昂贵, 平均要比金属矫正器贵得多。
환자	听朋友说矫正完牙齿还是会跑掉? 是真的吗?	친구에게 들었는데, 치아교정을 마친 후에도 치아위치가 움직인다던데 정말인가요?
의사	사람의 치아는 계속 그 위치가 이동합니다. 의사가 교정장치를 이용해 원하는 위치로 치아를 배열한 후, 이 치아가 평생 동안 그 자리에 고정되기를 바라는 것은 사실상 불가능한 일이죠.	我们人类的牙齿是不断地会移动的, 矫正医师利用矫正装置把牙齿排列在理想位置后, 希望这些牙齿一辈子固定而不移动是"不可能"的。

단어

牙齿矫正	[yáchǐ jiǎozhèng]	치아교정
虎牙	[hǔyá]	송곳니
牙套	[yátào]	교정기
犬齿	[quǎnchǐ]	송곳니
上颚	[shàng'è]	상악
拔牙	[báyá]	발치
日新月异	[rìxīnyuèyì]	나날이 새로워지다, 변화가 빠르다
磨掉牙尖	[módiàoyájiān]	치아 끝을 갈다
舌侧矫正	[shé cè jiǎozhèng]	설측교정
透明矫正器	[tòumíng jiǎozhèngqì]	투명교정기
金属材质	[jīnshǔ cáizhì]	금속 재질
树脂	[shùzhī]	레진
陶瓷	[táocí]	도재
磨损	[mósǔn]	마모되다, 닳다
色素沉积	[sèsù chénjī]	색소침착
沾脏	[zhān zāng]	때가 묻다, 얼룩이 지다
价格昂贵	[jiàgé'ángguì]	가격이 비싸다
跑掉	[pǎodiào]	움직이다

표현연습

所谓的虎牙，正确名称是「犬齿」，上颚最明显。
흔히 말하는 호랑이 이빨의 정확한 명칭은 송곳니로 윗턱의 송곳니가 가장 눈에 띈다.

所有牙齿排列导致生长最慢的犬齿被挤出。
모든 치아가 배열된 후 성장속도가 가장 느린 송곳니가 (공간이 부족해) 사이에 끼여 돌출됩니다.

现在矫正牙医学日新月异。
현대 교정치의학은 빠르게 발전하고 있습니다.

空间不足的问题也不一定要拔牙才能解决。
(치아)공간부족 문제라 해도 반드시 발치 해야 하는 것은 아닙니다.

若是犬齿位置还好，可考虑稍微磨掉牙尖。
송곳니 위치가 괜찮다면 치아를 조금 깎는 방법을 생각해 볼 수 있습니다.

如不想影响门面，可选择舌侧矫正或透明矫正器。
미관을 해치고 싶지 않다면 설측 교정이나 투명교정기 사용을 선택할 수 있습니다.

透明矫正器材质可分为「树脂」及「陶瓷」二类。
투명교정기의 재질은 레진과 도재 2종류로 나눌 수 있습니다.

树脂类的矫正器硬度不高。
레진재질의 교정기는 경도가 낮습니다.

在矫正期间容易磨损且易有色素沉积。
교정기간내 쉽게 마모되거나 색소침전이 발생할 수 있습니다.

자주 나오는 질문

牙齿矫正是不是需要很长的时间?
치아 교정하는 데 시간이 오래 걸리나요?

虎牙是拔掉好还是磨小做牙套好?
송곳니는 발치 하는 것이 좋을까요, 아니면 깎아 교정기를 착용하는 것이 좋을까요?

虎牙的成因是什么?
송곳니가 생기는 원인은 무엇인가요?

牙齿拥挤做矫正一定要拔牙吗?
송곳니가 돌출되어 교정을 하면 꼭 발치해야 하나요?

戴牙套会影响美观, 如何可做矫正又不影响外观?
교정기를 착용하면 미관상 보기 흉할 텐데, 어떻게 하면 교정을 하면서도 미관을 해치지 않을 수 있을까요?

透明牙套跟一般牙套有什么不同?
투명교정기와 일반적인 교정기의 차이점은 무엇이죠?

矫正完牙齿会跑掉吗?
치아교정을 마친 후에도 치아위치가 이동하나요?

연습문제

1. 다음 한국어에 알맞은 어휘를 찾아 연결해보세요.

교정기	虎牙
레진	牙套
윗턱	树脂
송곳니	上颚

2. 다음 한글을 읽고 중국어를 뜻에 알맞게 배열하세요.

1) 例如 / 空间 / 也 / 才能解决 / 要拔牙 / 不一定 / 不足的问题。
예를 들어 공간부족의 문제도 꼭 발치를 해야 해결되는 것은 아니다.

2) 有些人 / 不想 / 太明显 / 矫正器 / 而 / 让 / 影响美观。
어떤 사람들은 교정기가 너무 눈에 띄어 미관에 영향을 주는 것을 바라지 않는다.

3) 我们 / 移动的 / 人类的牙齿 / 不断地 / 会 / 是 。
사람들의 치아는 계속해서 이동한다.

4) 希望 / 一辈子 / 不移动 / 固定/而 / 不可能的 / 是 / 这些牙齿 。
이 치아들이 한평생 고정되어 이동하지 않기를 바라는 것은 불가능한 것입니다.

● 송곳니의 설명으로 관계가 없는 것을 고르세요.

1) 虎牙的另一个名称是「犬齿」。

2) 它的成因是牙床空间不够被挤出。所有牙齿排列导致生长最慢的犬齿。

3) 虎牙做矫正一定要拔掉。

● 미관을 중시하여 치아교정기를 선택할 때 바르지 않은 것을 고르세요.

1) 选择舌侧矫正器

2) 选择透明矫正器

3) 选择树脂矫正器

● **树脂类**의 교정기의 설명으로 틀린 것을 고르세요.

1) 硬度不高, 看起来脏脏的。

2) 容易磨损且易有色素沉积。

3) 价格很贵。

학습정리

1.

*牙周病的概念： 牙周病是发生在牙肉、牙槽骨等的一种慢性、进行性破坏的疾病。

*症状： 1) 早期：没有明显的症状。

2) 晚期：牙齿松动、牙周脓肿·破坏咀嚼功能

*病因： 营养、内分泌、牙石积聚。

1) 牙石细菌--刺激牙龈--引起牙龈炎。

2) 牙周疾病引起冠心病

3) 造成新生儿发育不良

4) 内分泌紊乱也会促进牙周病

*牙周病的治疗方法：

1) 早期牙周炎：洁治

2) 刮治

3) 手术

*饮食方面： 1) 多吃白肉、蛋、蔬菜、水果

2) 少吃含糖食品, 不抽烟, 少喝酒, 多吃富含纤维的食物。

2.

*牙齿矫正需要很长的时间：为了避免对牙齿造成伤害, 会慢慢慢拉动牙齿。

*虎牙「犬齿」的成因：牙床空间不够, 生长最慢的犬齿被挤出。

*牙齿矫正是否拔牙? ：不一定要拔牙, 可考虑稍微磨掉牙尖就可。

*矫正牙套：1)金属材质 2)舌侧矫正 3)透明矫正器会

*透明矫正器材质：1) 树脂：硬度不高, 容易磨损且易有色素沉积, 价格不高。

2) 陶瓷：硬度高, 不易磨损、不沾脏, 但价格昂贵。

7주차

임플란트
人工种植牙

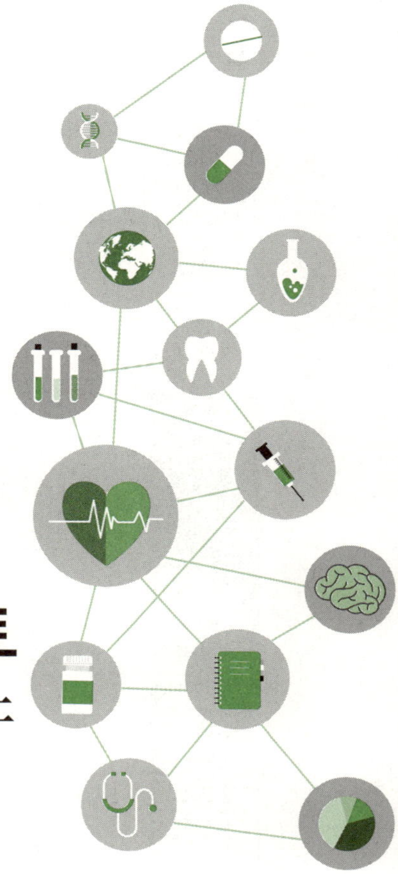

학습내용

환자가 의사에게 임플란트 수술에 대한 질문에 대해 학습한다.

학습목표

임플란트 수술 방법을 익히고 장단점을 아는 것을 목표로 한다.

1강 임플란트 수술 人工种植牙

▸▸▸ 통역브리프

서울에서 거주하고 있는 50세가 넘은 중국인 왕선생이 임플란트 수술을 하기 앞서 치과 의사와 임플란트에 대해 나누는 대화 내용이다.

환자	什么叫种植牙?	임플란트가 뭐죠?
의사	치아 임플란트는 인공치아라고 하기도 합니다. 임플란트는 치아 결손이 있는 부위에 인공재료로 만들어진 임플란트 매식체를 치조골 내 식립하는 방법을 말하죠.	种植牙也叫人工种植牙, 种植牙是在缺失牙的地方将人工材料的牙根(种植体)植入到牙槽骨内的一种方式。
환자	种植牙适合哪些人群?	임플란트는 어떤 사람들에게 적합한가요?
의사	치아결손이 있거나 주위에 건강한 치아가 없는 분들에게 적합한 시술입니다. 다시 말해, 그동안 사용되었던 치아보철물(틀니)은 주변의 건강한 치아가 틀니를 고정해주는 역할을 합니다. 그래서 결손된 치아 주변에 건강한 치아가 남아있지 않다면 틀니를 만들 수 없었죠. 이런 분들은 임플란트 시술을 통해서 치아의 기능을 다시 회복시켜주어야 합니다.	它适合缺牙、周围没有健康邻牙的人。也就是说, 传统的假牙需要借助周围的健康邻牙来固定, 所以缺失牙齿的周围如果没有健康的邻牙, 就无法安装传统假牙, 这些人需要通过种植牙来恢复牙齿的功能。
환자	种植牙手术如何进行?	임플란트 시술은 어떻게 진행되나요?

의사	우선 X선 검사로 결손된 치아의 위치를 파악한 뒤, 국부마취를 하고 잇몸 안쪽을 절개해 턱뼈에 구멍을 뚫습니다. 구멍 안에 티타늄합금으로 만들어진 인공치아를 삽입하고 나서 상처를 봉합하죠. 봉합하고 나서 일반적으로 약 3~4개월 동안 상처가 아무는 치유기간을 거칩니다.	先用X光检查缺牙部位，在局部麻醉下切开牙肉后颚骨钻孔，在孔里植入钛合金人工牙根后缝合伤口，伤口愈合一般要经过3-4个月的骨愈合期。
환자	经过愈合期之后还要做手术吗?	치유기간을 거친 뒤에 또 수술이 필요한가요?
의사	네, 그렇습니다. 국부마취를 하고 수술기기를 이용하여 매식체를 이식한 잇몸 윗부분을 절개합니다. 임플란트 매식체 윗부분이 보이면 힐링 어버트먼트를 삽입하죠. 상처는 봉합할 필요가 없어요. 부드러운 조직이 3주 내에 다시 형성될 거예요. 그 다음 어버트먼트에 자연치와 같은 재질로 만들어진 포세린을 씌워주면 됩니다.	是的。在局麻下，用手术器械在植入种植体的牙肉上面切一个小口，暴露种植体上端后，安装愈合基台，伤口不用缝合，软组织会在3周内成形。然后在基台上套上与真牙一样质料的瓷牙冠(义齿)就可。
환자	种植牙比假牙有什么好处呢?	임플란트가 기존의 틀니보다 좋은 점은 무엇이죠?
의사	임플란트는 틀니보다 더 튼튼하고 견고합니다. 교합력도 기존의 틀니보다 훨씬 좋아서 환자분께서 마음껏 드시고 말씀하시고 자신감 있게 웃으실 수 있으세요.	种植牙比假牙更稳固、牢靠。咀嚼效率比传统假牙有大幅度提高，患者可以尽情地吃、畅快地说、自信地笑。
환자	种植牙跟镶牙比较呢?	브릿지(보철)과 비교했을 때 임플란트는 어떤가요?

의사	브릿지의 경우 결손치아부분의 양쪽 치아를 깎아 치아를 고정, 받칠 수 있도록 하는 것입니다. 그때 입안에 한 덩어리가 된 치아가 불편하게 느껴져요. 그러나 임플란트의 경우, 치아결손부분 옆 다른 치아를 손상시키지 않을 뿐더러 다른 이물감이나 불편함도 느껴지지 않습니다.	镶牙需要将缺牙位置的两边牙齿磨小以作为固定牙套的支撑，牙套在口腔内感觉不舒服，而种植牙不会影响缺牙位置旁的其它牙齿，更不会有异物感和不舒服感。
환자	那么，看起来像不像假牙?	그러면, 보기에 틀니, 가짜 치아처럼 보이나요?
의사	임플란트는 기존 틀니에서 사용했던 것처럼 치아를 연결하거나 한 덩어리로 만들지 않습니다. 기능으로나, 외관상으로나 자연치처럼 자연스럽죠.	种植牙没有传统镶牙方法中的钩或套，功能和美观上几乎和自然牙一样。

단어

种植牙	[zhòngzhíyá]	치아 임플란트/인공치아
牙根	[yágēn]	(种植体)매식체(임플란트 매식체)
植入	[zhírù]	(임플란트를) 심다, 식립하다
牙槽骨	[yácáogǔ]	치조골
缺牙	[quēyá]	치아 결손
邻牙	[línyá]	옆 치아
假牙	[jiǎyá]	치아보철물(틀니)
X光检查	[X guāng jiǎnchá]	X선 검사
牙肉	[yáròu]	잇몸
颚骨	[ègǔ]	턱뼈
钻孔	[zuānkǒng]	구멍을 뚫다
钛合金	[tàihéjīn]	티타늄합금
伤口	[shāngkǒu]	상처
愈合	[yùhé]	상처가 아물다
器械	[qìxiè]	기기, 기구
愈合基台	[yùhé jītái]	힐링 어버트먼트 최종적으로 치아에 연결할 기둥이 아니라 잇몸이 잘 아물 수 있도록 모양을 만들어주는 어버트먼트
套上	[tàoshàng]	씌우다
质料	[zhìliào]	재료, 원료
瓷牙冠	[cíyáguàn]	(义齿) 포세린(사기)
稳固	[wěngù]	튼튼하다, 견고하다

牢靠	[láokào]	튼튼하다
咀嚼效率	[jǔjué xiàolǜ]	교합력(씹는힘), 저작능력
尽情地	[jìnqíngde]	마음껏
畅快地	[chàngkuàide]	시원시원하게, 후련하게
镶牙	[xiāngyá]	브릿지/보철
真牙	[zhēnyá]	자연치
磨	[mó]	갈다, 깎다
牙套	[yá tào]	치아 덩어리
支撑	[zhīchēng]	받치다, 지탱하다
口腔	[kǒuqiāng]	구강
异物感	[yìwùgǎn]	이물감
钩	[gōu]	걸다, 연결하다

표현연습

种植牙也叫人工种植牙。
임플란트는 인공치아라고 불리기도 합니다.

种植牙适合缺牙的人。
임플란트는 치아가 결손된 분께 적합합니다.

如果没有健康的邻牙，就无法安装传统假牙。
만약 건강한 주변치아가 없다면 기존의 틀니시술을 받을 수 없습니다.

伤口愈合一般要经过**3-4**个月的骨愈合期。
상처 봉합은 대개 3~4개월 가량의 치유기간을 거칩니다.

种植牙比假牙更稳固、牢靠。
임플란트는 틀니에 비해 더 튼튼하고 견고합니다.

咀嚼效率比传统假牙有大幅度提高。
저작능력(음식을 씹는 힘)도 기존의 틀니보다 크게 향상됩니다.

在孔里植入钛合金人工牙根后缝合伤口。
구멍 안에 티타늄합금으로 만들어진 인공치아를 식립한 뒤, 상처를 봉합합니다.

患者可以尽情地吃、畅快地说、自信地笑。
(시술 후)환자는 마음껏 먹고 말하고 자신 있게 웃을 수 있습니다.

种植牙不会影响缺牙位置旁的其它牙齿。
임플란트는 결손치아 주변의 다른 치아를 손상시키지 않습니다.

种植牙在功能和美观上几乎和自然牙一样。
임플란트는 기능으로나 외관상으로나 자연치처럼 자연스럽습니다.

자주 나오는 질문

种植牙是把牙根(种植体)植入到哪里?
임플란트는 매식체를 어디에 식립하나요?

种植牙适合哪些人群?
임플란트는 어떤 분들에게 적합한가요?

通过种植牙来可以恢复牙齿的功能吗?
임플란트 치아로 치아의 기능을 회복시킬 수 있나요?

在种植体上端, 安装的是什么?
임플란트 윗 부분에 식립된 것은 무엇이죠?

种植牙的质料是什么?
임플란트는 어떤 재질로 만들어졌나요?

周围没有健康邻牙的人可以种植牙齿吗?
주변에 건강한 치아가 없는 사람도 임플란트 시술을 받을 수 있나요?

套在基台上面的是什么?
힐링 어버트먼트 윗부분에 씌여진 것은 무엇이죠?

연습문제

1. 다음 질문에 알맞은 답을 고르세요.

1) 固定种植牙是要借助什么?

(1) 假牙　　(2) 邻牙

2) 做种植牙手术需要什么样的麻醉?

(1) 全身麻醉　　(2) 局部麻醉

3) 选正确的种植牙的手术过程。

(1) X光检查-麻醉-植入人工压根-钻孔-缝合伤口

(2) X光检查-麻醉-钻孔-植入人工压根-缝合伤口

4) 种植牙需要几次手术?

(1) 2次　　(2) 1次

5) 安装基台是在哪里?

(1) 植入种植体的牙肉上面　　(2) 缺失牙的牙肉上面

6) 种植牙比假牙的好处是什么?

(1) 牢靠　　(2) 有钩和套

7) 种植牙的缺点是什么?

(1) 功能和美观好　　(2) 有异物感的感觉　　(3) 没有钩和套

* 임플란트가 적합하지 않은 사람은?

1) 缺牙的人。

2) 有牙周炎的人。

3) 价格便宜, 治疗时间长。

* 임플란트에 대한 설명으로 적합하지 않을 것을 고르세요

1) 种植牙在口腔内感觉不舒服, 不会有异物感。

2) 种植牙不会影响缺牙位置旁的其它牙齿。

3) 种植牙功能和美观上几乎和自然牙一样。

2강 임플란트 수술 人工种植牙

▸▸▸ 통역브리프

서울에서 거주하고 있는 50세가 넘은 중국인 왕선생이 임플란트 수술을 하기 앞서 치과 의사와 임플란트에 대해 나누는 대화 내용이다.

환자	种植牙手术有什么好处?	임플란트 시술은 어떤 장점이 있나요?
의사	임플란트는 독립적인 매식체이기 때문에 주변 치아의 도움을 받지않아도 됩니다. 치조골이 부족하더라도 뼈를 식립하는 방법으로 해결할 수 있죠. 임플란트는 튼튼하고 견고합니다. 불편함도 없고 보기에도 자연스럽죠. 또 안전하고 오래 지속되는 큰 3가지 장점이 있어요. 손실된 영구치를 회복시키고 치아의 저작능력을 다시 찾을 수 있습니다. 그 어떤 손실된 치아도 임플란트 시술을 통해 회복될 수 있죠.	因为种植牙是个独立的种植体，不需要依附邻牙，即使是牙槽骨骨量不足，可以通过植骨的方式解决。种植牙有稳固牢靠、舒适美观、安全持久三大优势，能修复恒牙缺失，重建咀嚼功能。几乎任何缺失牙都可种植修复。
환자	种植牙的缺点是什么?	임플란트의 단점은요?
의사	우선 임플란트의 치료기간이 비교적 긴 편입니다. 대개 반년 정도 걸리죠. 다음으로 임플란트를 시술하는 의사에게나, 사용되는 재질에 높은 수준이 요구되요. 그래서 가격이 비싼 편입니다. 뿐만 아니라 임플란트 시술 중 자칫 잘못하면 염증이나 잇몸조직 괴사 등과 같은 문제가 발생할 수 있습니다. 그렇지만 그런 경우는 굉장히 낮죠.	首先，种植牙整个治疗时间比较长，一般需要半年的时间。其次，种植牙由于对医生及材料要求较高，所以价格较贵。不仅如此，种植牙在手术操作中如有不慎会引起炎症、坏死等病变。但这种失败率非常低。

환자	想接受种植牙的病人要注意些什么?	임플란트 시술을 받고 싶은 환자는 어떤 점을 주의해야 하나요?
의사	병원에서 임플란트 시술을 받기 전, 방사선검사를 통해 치조골의 상태를 체크해봐야 합니다. 치조골이 부족하거나 상태가 양호하지 않으면 임플란트 시술이 어렵거든요.	在医院做人工种植牙之前要先做放射线检查来评价牙槽骨的质量，因为牙槽骨的量不足或质量不好的就不能实施人工种植牙。
환자	人工种植牙有年龄限制吗?	임플란트 시술에 나이제한이 있나요?
의사	나이 제한은 없습니다. 하지만 턱뼈가 완전히 자란 이후여야 합니다. 여아의 경우 14세 이후, 남아의 경우 16세 이후여야 시술하기 좋죠.	没有限制。但在颌骨的成长完成之后，也就是女生14岁之后，男生16岁之后实施比较好。
환자	哪些人不适合接受种植牙手术?	어떤 사람들이 임플란트 시술을 받기 적합하지 않죠?
의사	출혈성 질환이나 고혈압, 심장병, 당뇨병이 있는 환자라면 이 질환들을 완전히 치료하신 후에 임플란트 시술을 받을 수 있습니다. 또 구강 내 심각한 염증이 있다면 시술을 받기 전 치료부터 받으셔야 하고요.	如有出血性疾病、高血压、心脏病、糖尿病等全身疾病，在该病治疗稳定后，才可接受牙种植术；对口腔内有严重的炎症，要在做人工种植牙之前先进行治疗。
환자	手术后应该注意哪些?	시술 후 주의해야 할 사항은요?
의사	수술 후 24~48시간 내, 타액에서 피가 나올 수 있습니다. 만약 출혈이 많다면 시술한 의사에게 연락하세요. 일반적으로 의료용 솜으로 압박을 가하면 지혈할 수 있습니다.	手术后24-48小时内唾液中可能带有血丝。但如果出血较多，请尽快联系手术医生。通常情况下，可以使用棉球压迫止血。
환자	手术后也会很痛吗?	수술 후 통증이 있나요?

의사	통증을 줄이고 싶으시면, 의사가 지시에 따라 마취약이 풀리기 전에 진통제를 드시면 됩니다. 수술 후 음주, 흡연, 운전은 피하시고요. 수술 후 2-3일 동안 붓거나 멍이 들 수 있어요. 수술 당일 얼음 주머니로 붓기를 가라 앉혀주세요.	如果您怕痛的话，按照医生的指示尽量在麻药失效前服用止痛药。手术后请勿饮酒、吸烟、开车。手术后2-3天会出现水肿或者青紫，手术后当天用冰袋可以减轻水肿。
환자	在饮食方面有什么讲究？可以吃饭、吃肉吗？	음식과 관련해서 다른 주의사항은 없나요? 밥, 고기류는 먹을 수 있나요?
의사	수술 후 최대한 부드러운 음식을 드시고 반대부분의 치아로 씹으세요. 또 너무 딱딱하거나 뜨거운 음식은 피하시고요. 또 남은 치아가 찬 것, 뜨거운 것에 민감할 수 있습니다. 수술 후 최대한 흡연을 삼가세요. 수술 부위를 제외한 구강 내 다른 부분의 청결을 신경 써주시고요.	手术后最好吃软食，尽量用侧牙咀嚼，并避免食用过硬或过烫的食物。另外，余留牙可能对冷热过敏。手术后请勿或尽量减少吸烟。除手术部位外，口腔其他部位通常要保持清洁。

단어

依附	[yīfù]	의탁하다, 도움을 받다, 달라붙다
骨量不足	[gŭliàng bùzú]	뼈가 부족하다
植骨	[zhígŭ]	뼈를 이식하다
稳固牢靠	[wĕngù láokào]	튼튼하고 견고하다
舒适美观	[shūshì mĕiguān]	불편함이 없고 보기에 자연스럽다
安全持久	[ānquán chíjiŭ]	안전하고 오래간다
修复	[xiūfù]	회복시키다, 재생시키다
恒牙	[héngyá]	영구치
缺失	[quēshī]	잃다, 상실하다
重建	[chóngjiàn]	다시 만들다
咀嚼功能	[jŭjué gōngnéng]	음식을 씹는 능력, 저작능력
缺点	[quēdiăn]	단점
不仅如此	[bùjĭnrúcĭ]	~뿐만 아니라
手术操作	[shŏushù cāozuò]	시술하다
不慎	[búshèn]	조심하지 않다
坏死	[huàisĭ]	괴사
放射线检查	[fàngshèxiàn jiănchá]	방사선 검사
评价	[píngjià]	평가하다
实施	[shíshī]	실시하다
颌骨	[hégŭ]	턱뼈
口腔	[kŏuqiāng]	구강
唾液	[tuòyè]	타액
血丝	[xuèsī]	핏발, 피

棉球	[miánqiú]	소독용 솜
压迫	[yāpò]	압박하다, 누르다
止血	[zhǐxuè]	지혈하다
水肿	[shuǐzhǒng]	붓다, 부종
青紫	[qīngzǐ]	멍 들다
冰袋	[bīngdài]	얼음 주머니
过硬	[guòyìng]	너무 딱딱하다
过烫	[guòtàng]	너무 뜨겁다
余留牙	[yúliúyá]	남은 치아
冷热过敏	[lěngrè guòmǐn]	찬 것, 뜨거운 것에 민감하다

표현연습

种植牙是个独立的种植体。
임플란트는 독립된 매식체입니다.

种植牙稳固牢靠、舒适美观、安全持久。
임플란트는 튼튼하고 불편함 없이 보기에 자연스러우며 안전하고 오래 지속됩니다.

种植牙能修复恒牙缺失, 重建咀嚼功能。
임플란트는 영구치 결손과 치아의 저작능력을 회복시킵니다.

牙槽骨的量不足或质量不好的就不能实施人工种植牙。
치조골이 부족하거나 치조골 상태가 좋지 않으면 임플란트 시술을 받기 어렵습니다.

口腔内有严重的炎症, 在做人工种植牙之前先治疗。
구강 내 심각한 염증이 있다면 임플란트 시술을 받기 전 먼저 치료해야 합니다.

如果出血较多, 请尽快联系手术医生。
만약 출혈이 심하다면 시술한 의사에게 연락하세요.

手术后请勿饮酒、吸烟、开车。
수술 후 음주, 흡연, 운전을 삼가세요.

手术后当天用冰袋可以减轻水肿。
수술 후 그날 얼음주머니로 붓기를 가라앉혀주세요.

手术后最好吃软食，尽量用侧牙咀嚼。
수술 후 최대한 부드러운 음식을 드시고 반대 부분의 치아로 씹는 것이 좋습니다.

口腔通常要保持清洁。
구강의 청결을 항상 유지해주세요.

자주 나오는 질문

种植牙手术不需要依附邻牙吗?
임플란트 시술은 다른 치아의 도움 없이도 가능한가요?

种植牙能修复恒牙缺失，重建咀嚼功能吗?
임플란트는 영구치 결손과 치아의 씹는 능력(저작 능력)을 회복시킬 수 있나요?

想接受种植牙的病人要注意些什么?
임플란트 시술을 받고 싶은 환자가 주의해야할 사항은 무엇인가요?

人工种植牙有年龄限制吗?
임플란트 시술은 나이 제한이 있나요?

哪些人不适合接受种植牙手术?
어떤 사람이 임플란트 시술을 받기 적절하지 않나요?

有出血性疾病的人可以接受种植牙手术吗?
출혈성 질환이 있는 사람도 임플란트 시술 받을 수 있나요?

手术后可以饮酒、吸烟吗?
수술 후 음주, 흡연할 수 있나요?

연습문제

1. 다음 단어의 알맞은 뜻을 쓰세요.

邻牙:

牙槽骨:

恒牙:

缺失牙:

唾液:

血丝:

棉球:

2. 임플란트의 장점이 아닌 것은?

1) 稳固牢靠

2) 价格贵

3) 舒适美观

4) 安全持久

3. 임플란트의 결점이 아닌 것은?

1) 治疗时间比较长

2) 种植牙材料价格贵

3) 手术操作不慎会引起炎症

4) 失败率非常高

4. 수술 후 주의 사항이 아닌 것은?

1) 手术后请不饮酒、吸烟。

2) 手术后最好吃软食。

3) 食用过硬或过烫的食物。

● 다음 문장을 작문하세요.

임플란트는 영구치의 결손을 회복시키고, 저작기능을 다시 회복할 수 있다.

1) 修复 / 种植牙 / 恒牙缺失 / 能, / 咀嚼功能 / 重建

● 임플란트 수술을 받을 수 있는 상황은?

1) 有出血性疾病的患者。
2) 有高血压的患者。
3) 治好口腔内严重炎症的患者。

● 수술 후 통증에 대한 조치로 적합하지 않은 것은?

1) 服用止痛药。
2) 手术后饮酒、吸烟。
3) 用冰袋冷敷。

학습정리

1.

1) 种植牙(=人工种植牙)의 개념
　种植牙是在缺失牙的地方将人工材料的牙根(种植体)植入到牙槽骨内的一种方式。
2) 种植牙手术:
　1차수술: (1) 光检　(2) 切开牙肉后颚骨钻孔
　　　　　(3) 在孔里植入钛合金　(4) 人工牙根后缝合伤口
　2차수술: (1) 在植入种植体的牙肉上面切一个小口
　　　　　(2) 安装愈合基台
　　　　　(3) 在基台上套上与真牙一样质料的瓷牙冠。
3) 种植牙와假牙의 비교
　种植牙比假牙更稳固、牢靠。咀嚼效率大幅度提高。
4) 种植牙와镶牙의 비교
　镶牙牙套在口腔内感觉不舒服, 而种植牙不会影响缺牙位置旁的其它牙齿, 更不会有异物感和不舒服感。

2.

1) 种植牙手的优点：
　(1) 稳固牢靠 (2) 舒适美观 (3) 安全持久三大优势。
2) 种植牙的缺点：
　(1) 种植牙整个治疗时间比较长(半年)。
　(2) 材料价格贵。
　(3) 手术操作不慎：引起炎症、坏死等病变。
3) 不适合接受种植牙手术的患者：
　(1) 有出血性疾病、高血压、心脏病、糖尿病等全身疾病。
　(2) 对口腔内有严重的炎症。
4) 手术后的饮食注意事项：
　(1) 手术后最好吃软食。
　(2) 避免食用过硬或过烫的食物。
　(3) 口腔其他部位通常要保持清洁。

8주차

복습주차

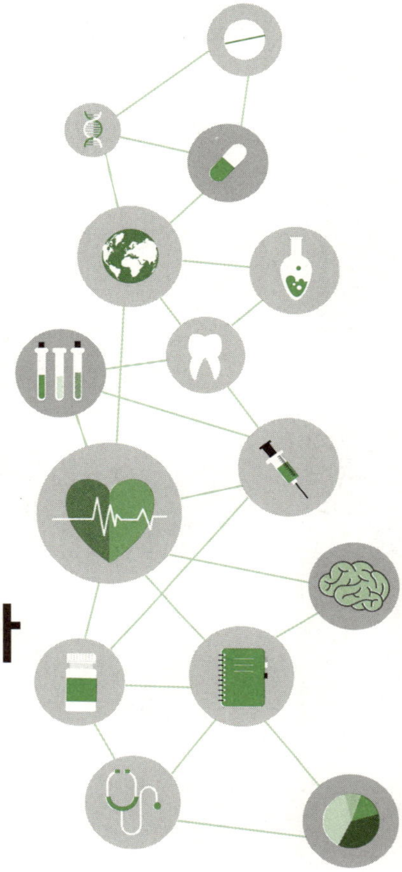

학습내용

5,6,7주차의 내용을 문제풀이와 듣기를 통해 반복 학습한다.

학습목표

치과에 관한 기본적인 전문용어, 내용과 표현을 목표로 한다.

5주차(1, 2강)

1) 다음 문장이 무엇을 설명하는지 설명하는 것을 중국어로 쓰세요.

(1) 食物残渣残留在牙齿表面形成坚硬的沉积物叫什么? (　　　　)

(2) 用牙刷可以除去的牙齿表面食物残渣残留形成的物质叫什么? (　　　　)

(3) 口腔最常见的疾病之一, 直接导致牙齿过早丧失。(　　　　)

(4) 它的主要目的是保持口腔卫生、防治口腔疾病。这里指的它是什么? (　　　　)

2) 다음 구강위생을 유지하기 위해 틀린 것은?

(1) 早晚刷牙。

(2) 饭后漱口。

(3) 每隔一段时间接受一次洗牙。

(4) 少吃食物, 定期看牙医。

● 다음 내용을 듣고 질문에 답하세요.

A: 洗牙最好6个月一次。如果你有发炎的牙齿或很多牙结石, 洗牙时可能会流血。洗牙后的流血现象多半在一周左右自动不见。如果局部地方仍有流血, 那么, 得请牙医师小心检查是否已有牙周病或牙龈深部尚有残余的牙结石。

1) 스케일링의 이상적인 주기는?

(1) 6개월에 한번　　(2) 6개월에 2번　　(3) 1년에 한번

2) 스케일링 후에도 출혈이 계속되면 무엇을 의심해야 하나요?

(1) 치은염　　(2) 플러그

3) 스케일링 할 때 출혈을 하는 이유가 아닌 것은?

(1) 치아에 염증이 있어서

(2) 치석이 많아서

(3) 기계의 자극 때문에

A: 洗完牙后还会出现什么症状?
B: 洗牙后的牙齿对冷热会有点敏感而感到酸痛, 这种症状都是暂时的, 通常一周左右就会消失。若酸痛症状一直存在, 可以考虑使用一些抗敏感牙膏, 一般使用一个月左右多会改善。

1) 스케일링 후에 나타나는 증상이 아닌 것은?

(1) 차가운 음식에 민감하다

(2) 통증이 심하다

(3) 시린 증상

2) 스케일링 후에도 치아가 계속 시리다면 여기서 권하는 것은?

(1) 그냥 놔둔다 (2) 항민감성 치약 사용 (3) 약을 복용한다

A: 洗牙后好像看来跟洗牙前有点不一样。
B: 是的。洗牙后的牙齿常常会看起来比较长, 牙缝也会比较大。
这主要是因为发炎的牙肉不再肿胀、牙肉恢复健康。

1) 스케일링 후의 치아의 변화에 해당되지 않은 것은?

(1) 잇몸 틈새가 넓어보인다.

(2) 이빨이 크게 보인다.

(3) 잇몸이 부어 보인다.

6주차(1, 2강)

● 다음 내용을 듣고 질문에 답하세요.

A: 牙周病是什么? 导致牙周症的原因有哪些?
B: 牙周病是发生在牙肉、牙槽骨等的一种慢性、进行性破坏的疾病。
A: 它有什么症状?
B: 早期一般没有明显的症状, 晚期会出现牙齿松动、牙周脓肿等病变, 使咀嚼器官失去完整性并破坏其功能。

1) 다음 치주염의 증상이 아닌 것은?

(1) 牙齿坚固
(2) 牙周脓肿
(3) 咀嚼器官失去

A: 那么, 为什么会发生这种病?
B: 牙周疾病主要与营养内分泌及牙石积聚等有关, 其中牙石的积蓄是一个重要因素。如果平时不注意口腔卫生, 会导致牙菌斑和牙石堆积。牙石产生的细菌直接刺激牙龈, 容易引起牙龈炎。不少牙病患者往往等到实在难以忍受的时候才想起看病, 这样延误了治疗时机, 不得不把牙拔掉。

1) 치주염의 원인이 아닌 것은?

(1) 平时不注意口腔卫生
(2) 及时治疗
(3) 牙石的积蓄

A: 牙周病的治疗方法有哪些?

B: 牙周病的治疗需要根据病情的严重程度进行选择。对于牙龈炎和早期牙周炎，临床上采用洁治的方法来去除牙石和牙菌斑。

如果牙周炎已发展到一定程度，则要作牙周刮治，即用特殊角度的刮治器，刮去附在牙根面上的牙石和牙菌斑。

还有一些重症和特殊类型的牙周炎患者需要进行手术。在局部麻醉下，将牙龈稍微翻开，牙周深部的结石、肉牙组织彻底清除。

1) 치주염의 치료 방법이 아닌 것은?

(1) 洁治 (2) 手术 (3) 清除 (4) 刮治

2) 아래 문장을 읽고 위의 들은 내용과 맞으면 (O), 틀리면(X)하세요.

(1) 对于早期的牙龈炎和牙周炎治疗方法是刮治。

(2) 发展一定程度的牙周炎需要做手术。

(3) 在局部麻醉下，翻开牙龈，彻底清除牙是叫刮治。

A: 我想戴透明牙套，请问跟一般牙套有什么不同?

B: 一般传统的矫正器是金属材质，透明矫正器材质可分为「树脂」及「陶瓷」二类，树脂类的矫正器硬度不高，在矫正期间容易磨损且易有色素沉积，看起来脏脏的，但价格较便宜；陶瓷类矫正器硬度高，不易磨损、不沾脏，但价格昂贵，平均要比金属矫正器贵得多。有些人不想让矫正器太明显而影响美观，而选择透明矫正器。

1) 투명교정기 중 수지 재질의 특징에 해당되지 않은 것은?

(1) 硬度高 (2) 看起来脏脏的 (3) 容易磨损

2) 투명교정기 중 도자기 재질의 특징에 해당되지 않은 것은?

(1) 不易磨损 (2) 不沾脏 (3) 价格较便宜

7주차(1, 2강)

● 다음 내용을 듣고 질문에 답하세요

A: 种植牙经过愈合期之后还要做手术吗?
B: 是的。在局麻下, 用手术器械在植入种植体的牙肉上面切一个小口, 暴露种植体上端后, 安装愈合基台, 伤口不用缝合, 软组织会在3周内成形。然后在基台上套上与真牙一样质料的瓷牙冠就可。

1) 임플란트 2차 수술에 해당되는 사항이 아닌 것은?
   (1) 국부마취 한다
   (2) 힐링어버트먼트를 세운다
   (3) 상처를 봉합한다

2) 다음 임플란트 2차 수술의 순서가 맞는 것을 고르세요.
   (1) 마취한다-잇몸을 연다-힐링어버트먼트를 세운다-상처를 봉합한다-의치를 끼운다
   (2) 마취한다-잇몸을 연다-힐링어버트먼트를 세운다-의치를 끼운다

A: 种植牙跟镶牙比较呢?
B: 镶牙需要将缺牙位置的两边牙齿磨小以作为固定牙套的支撑, 牙套在口腔内感觉不舒服, 而种植牙不会影响缺牙位置旁的其它牙齿, 更不会有异物感和不舒服感。
A: 那么, 看起来像不像假牙?
B: 种植牙没有传统镶牙方法中的钩或套, 功能和美观上几乎和自然牙一样。

1) 임플란트의 설명으로 틀린 것은?
   (1) 자연치아와 같다   (2) 옆의 치아에 영향을 준다   (3) 이물감이 없다

2) 브릿지에 대한 설명으로 틀린 것은?
   (1) 이물감이 있다
   (2) 거는 고리가 있다
   (3) 옆 치아에 영향을 주지 않는다

A: 种植牙手术有什么好处?

B: 因为种植牙是个独立的种植体, 不需要依附邻牙, 即使是牙槽骨骨量不足, 可以通过植骨的方式解决。种植牙有稳固牢靠、舒适美观、安全持久三大优势, 能修复恒牙缺失, 重建咀嚼功能。几乎任何缺失牙都可种植修复。

1) 임플란트 수술의 특징이 아닌 것은?

(1) 重建咀嚼功能

(2) 需要依附邻牙

(3) 任何缺失牙都可种植修复

2) 임플란트의 장점이 아닌 것은?

(1) 稳固　(2) 美观好　(3) 持久　(4) 依附邻牙

A: 种植牙的缺点是什么?

B: 首先, 种植牙整个治疗时间比较长, 一般需要半年的时间。其次, 种植牙由于对医生及材料要求较高, 所以价格较贵。不仅如此, 种植牙在手术操作中如有不慎会引起炎症、坏死等病变。但这种失败率非常低。

1) 임플란트의 단점이 아닌 것은?

(1) 치료 시간이 길다

(2) 가격이 비싸다

(3) 염증과 괴사를 일으킬 확률이 없다

A: 哪些人不适合接受种植牙手术?

B: 如有出血性疾病、高血压、心脏病、糖尿病等全身疾病, 在该病治疗稳定后, 才可接受牙种植术；对口腔内有严重的炎症, 要在做人工种植牙之前先进行治疗。

1) 임플란트 수술 받기에 적합한 사람들은?

(1) 有全身疾病　(2) 口腔内有严重的炎症　(3) 有缺失牙的人

患者: 在饮食方面有什么讲究? 可以吃饭、吃肉吗?

医生: 手术后最好吃软食, 尽量用侧牙咀嚼, 并避免食用过硬或过烫的食物。另外, 余留牙可能对冷热过敏。手术后请勿或尽量减少吸烟。除手术部位外, 口腔其他部位通常要保持清洁。

1) 임플란트 수술 환자에 대한 설명으로 맞는 것은 (O), 틀리면(X)하세요.

(1) 手术后最好吃硬食。

(2) 避免过甜的食物。

(3) 手术后减少吸烟。

(4) 口腔要保持清洁。

학습정리

1. 洗完牙后还会出现牙齿对冷热会有点敏感而感到酸痛。
2. 洗牙后的牙齿看起来 : 1) 比较长。 2) 牙缝也会比较大。
3. 牙周病是发生在牙肉、牙槽骨等的一种慢性、进行性破坏的疾病。
4. 症状 :
   1) 早期一般没有明显的症状。
   2) 晚期会出现牙齿松动、牙周脓肿, 失去咀嚼功能。
5. 牙周病的治疗： 用
   1) 洁治
   2) 刮治
   3) 进行手术的方法去除牙石和牙菌斑。
6. 矫正器：
   1) 传统的是金属材质
   2) 「树脂」及「陶瓷」透明矫正器
7. 种植牙的特点：稳固牢靠、舒适美观、安全持久

9주차

임신과 출산
怀孕和分娩

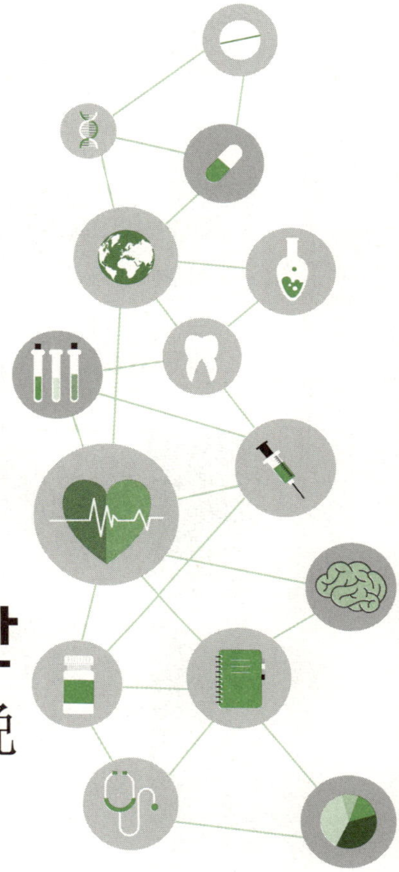

학습내용

임신초기의 산전검사와 임신말기의 분만징조 등을 학습한다.

학습목표

산전검사의 내용과 임신의 증상,임신 말기의 증상과 징조 등 산부인과 전문 용어를 익히고, 그에 따른 지식을 습득한다.

1강 임신과 출산 怀孕和分娩

▶▶▶ 통역브리프

한국인에게 시집온 중국인 리리는 임신초기에 산부인과를 찾고, 검사를 하는 내용이다. 검사내용과 최근 갑자기 임신과 찾아온 증상에 대해 호소하고 의사로부터 처방을 받는 내용이다.

의사	您好, 最近怎么样? 怀孕初期害喜会很严重, 几乎吃不下饭。	안녕하세요, 요즘은 어떠신가요? 임신초기 식사를 거의 못할 정도로 입덧이 심하실 텐데요.
환자	입덧은 많이 좋아졌는데 조금 어지러운 증세가 있습니다.	孕吐(害喜)好多了。有点头晕。
의사	也许会是贫血。今天做一次产前检查吧!	빈혈 때문일 거예요. 오늘 검사를 하시는 것이 좋겠습니다!
환자	검사는 언제 한 번씩 하는 게 좋을까요?	孕妇的产前检查是要多久进行一次?
의사	一般来说, 你在怀孕28周前需要每月做一次产前检查, 28~36周每两周做一次, 36周后每周做一次, 但各个不同地区和医院的规定可能会有一些差别。整个孕期, 你可能需要进行10~15次产前检查。	일반적으로 임신 28주 전까지는 매달 한 번씩 검사를 받으셔야 합니다. 임신28~36주에는 2주일에 한번, 36주 이후부터는 매주 한 번씩 받으시는 것이 좋습니다. 하지만 지역마다, 병원 규정이 조금씩 차이가 있을 수 있죠. 임신 기간 동안 총 10~15번 정도의 검사를 받으신다고 생각하시면 됩니다.
환자	검사는 주로 어떤 검사를 하는 거죠?	产前检查主要是检查什么?

의사	产检的目的是看您的孕期进程是否顺利，是否出现并发症，以及是否有高血压等问题。并给你提供有助于您和宝宝健康的信息。	산전검사를 하는 이유는 임신기간 동안 문제가 없는지, 합병증이 나타나는 것은 아닌지, 또 고혈압은 없는지 체크하기 위해서입니다. 또 산모와 아기 건강을 위한 정보도 말씀 드리고요.
환자	출산 전 검사에서 하게 되는 일반적인 검사항목들은 어떤 것들이 있나요?	产前检查常规项目有哪些?
의사	在每一次产前检查时，医生都会询问胎儿的情况，并记录您的体重、血压，有无浮肿，测量宫高、腹围，检查宝宝的胎位；用多普勒胎心仪为宝宝听胎心；安排你进行血、尿化验，以及其他相关的检查和化验程序；并做B超或胎心监护等辅助诊断。	검사를 할 때마다 태아의 상황을 물어볼 겁니다. 또 산모의 체중, 혈압, 부종유무를 기록하고 자궁 저부 높이, 복부둘레, 태아의 위치를 확인합니다. 도플러 검사기를 이용해서 아기의 심장을 확인하기도 하고요. 산모에게는 혈액검사와 소변검사, 또 필요한 관련 검사를 진행하죠. B형 초음파 검사나 태아안전도 검사 등(태동검사) 부차적인 검사도 함께 합니다.
환자	자세하게 설명해주셔서 감사 드립니다.	谢谢您详细的介绍。
의사	今天我们看一下胎儿的状态，做一下B超检查。	오늘 태아 상황을 함께 보도록 하죠. B형 초음파 검사를 해볼게요.
환자	네, 알겠습니다.	好的。
	(检查结束后咨询)	(검사 후 상담)

의사	확인해보니, 아무 이상 없네요. 좋습니다. 지난 번 검사결과를 보면 빈혈이 있으신데, 오늘 철분 보충제를 처방해 드릴테니 시간 맞춰 드세요. 빈혈에 좋은 음식들도 많이 섭취하시고요.	看来现在的状态良好。按照上次检查结果, 您有点贫血。今天我想给您开点铁剂, 请按时服药。多吃点对贫血好的食物。
환자	对贫血好的食物有哪些?	빈혈에 좋은 음식이라면 어떤 것들이 있을까요?
의사	시금치, 간, 조패류, 해초류, 건포도 등이 빈혈에 좋습니다.	有菠菜、肝、贝类、海草类、葡萄干等等。
환자	为什么会贫血?	빈혈은 왜 생기나요?
의사	혈구수치는 그대로인데, 혈장이 증가하면서 혈액이 묽어지고, 곧 빈혈이 생기게 되죠. 출산 중 출혈과다 할 수 있으니 조심하세요. 철분 보충제를 복용하시는 동안 차를 피하세요. 차 안의 성분이 철분 흡수를 막을 수 있으니, 최대한 안 드시는 것이 좋겠죠.	因为在血球不变的情况下, 血浆的增多会导致血液变稀, 这就会产生贫血。生产时会流很多血, 所以要多注意一下。服用铁剂期间请不要喝茶。茶的成分会影响铁的吸收, 所以最好不喝。
환자	好, 明白了。我平时很喜欢喝茶, 以后少喝了。	네, 알겠습니다. 평소에 차를 즐겨 마시는데, 조금만 마셔야겠어요.
의사	네, 예약시간 외에 다른 이상이 생기시면 바로 신속하게 병원으로 와주세요.	好的。除了按照医生的预约, 如果您出现任何不适时, 也要及时就医。

단어

怀孕	[huáiyùn]	임신하다
害喜	[hàixǐ]	입덧
孕吐	[yùntù]	입덧
头晕	[tóuyūn]	어지러움
贫血	[pínxuè]	빈혈
产前检查	[chǎnqián jiǎnchá]	산전검사
孕期	[yùnqī]	임신 기간
并发症	[bìngfāzhèng]	합병증
常规项目	[chángguī xiàngmù]	일반적인 (검사)항목
询问	[xúnwèn]	상담, 문의하다
胎儿	[tāi'ér]	태아
血压	[xuèyā]	혈압
浮肿	[fúzhǒng]	부종, 붓기
宫高	[gōng gāo]	자궁(저부)높이
腹围	[fùwéi]	복부둘레
胎位	[tāiwèi]	태위(태아의 자궁 내 위치)
多普勒胎心仪	[Duōpǔlè tāixīnyí]	도플러 태아 심음측정기(도플러 검사기)
胎心	[tāi xīn]	태아 심장
尿化验	[niào huàyàn]	소변검사
化验程序	[huàyàn chéngxù]	검사절차
B超	[Bchāo]	B-Scan(초음파 검사 종류) B형 초음파
胎心监护	[tāixīn jiānhù]	태아안전도 검사(태동검사)
辅助诊断	[fǔzhù zhěnduàn]	부차적인 보조 검사

铁剂	[tiějì]	철분 보충제
菠菜	[bōcài]	시금치
贝类	[bèilèi]	패류
海草类	[hǎicǎolèi]	해초류
葡萄干	[pútáogān]	건포도
血球	[xuèqiú]	혈구, 혈액세포
血浆	[xuèjiāng]	혈장
血液变稀	[xuèyè biànxī]	혈액이 묽어지다
铁	[tiě]	철분
及时	[jíshí]	신속히
就医	[jiùyī]	진찰 받다, 치료받다

표현연습

怀孕初期害喜会很严重。
임신초기 입덧이 매우 심합니다.

产检的目的是看孕期进程是否顺利。
산전검사를 하는 이유는 임신기간 동안 다른 이상이 없는지 확인하게 위해서입니다.

提供有助于您和宝宝健康的信息。
산모와 아기 건강에 유용한 정보를 제공합니다.

医生都会询问胎儿的情况。
의사는 태아의 상황을 확인할 것입니다.

其他相关的检查和化验程序
다른 관련 검사 및 검사절차

做B超或胎心监护等辅助诊断。
B형 초음파 검사, 혹은 태동검사 등 부차적인 검사를 진행합니다.

多吃点对贫血好的食物。
빈혈에 좋은 음식을 많이 섭취하세요.

血浆的增多会导致血液变稀。
혈장증가로 혈액이 묽어집니다.

服用铁剂期间请不要喝茶。
철분제를 복용하는 동안 차를 피하세요.

茶的成分会影响铁的吸收。
차의 성분이 철분의 흡수를 막을 것입니다.

자주 나오는 질문

孕妇的产前检查是要多久进行一次?
산모는 산전 검사를 언제 한번씩 하는 게 좋을까요?

产前检查主要是检查什么?
산전검사는 주로 어떤 부분을 검사하나요?

产检常规项目有哪些?
산전검사의 일반적인 검사항목은 어떤 것들이 있나요?

对贫血好的食物有哪些?
빈혈에 좋은 음식으로 무엇이 있나요?

血浆的增多会导致什么情况?
혈장증가는 어떤 결과를 초래하나요?

孕妇为什么要注意贫血?
산모는 왜 빈혈을 조심해야 하나요?

服用铁剂期间为什么不能喝茶?
철분 보충제 복용 기간 동안 왜 차를 마시면 안되나요?

연습문제

1. 다음 괄호에 알맞은 단어를 보기에서 고르세요.

보기 铁剂　怀孕　产检　害喜

1) 我怀孕30周了，现在去医院做(　　　　　)呢!
2) 我最近(　　　　　)特别严重，几乎吃不下饭。
3) 我贫血过多、服用(　　　　　)，所以不能喝茶。

2. 다음 의미가 맞는 것끼리 이어보세요.

宫高
胎位
胎心
腹围
B超
菠菜
海草

초음파
시금치
복부둘레
해초류
자궁높이
태아의 위치
태아의 심장

3. 다음 문장의 뜻을 쓰세요.

1) 看来现在的状态良好。
2) 请按时服药。
3) 多吃点对贫血好的食物。

4. 다음 문장의 뜻에 맞게 괄호 안에 알맞은 단어를 써 넣으세요.

因为在血球不变的情况下，血浆的增多会(초래하다)血液变(묽다)，这就会产生(빈혈)。生产时会流很多血，所以要多注意一下。(복용하다)铁剂期间请不要喝茶。茶的成分会(영향을 주다)铁的吸收，所以最好不喝。

2강 임신과 출산 怀孕和分娩

▸▸▸ 통역브리프

분만이 가까운 중국인 리리씨가 산부인과 의사를 찾아 분만전의 징조와 분만계획에 대해 서로 상담하는 내용이다.

의사	今天是怀孕36周，下周将进入37周。今天要与您一起制订分娩计划，进行骨盆测量。	오늘이 임신 36주째고, 다음주면 37주가 되시네요. 오늘 분만계획을 함께 이야기해보고 또 골반도 측정해볼게요.
환자	네, 그러죠. 요즘 왠지 아기가 떨어질 것만 같은 느낌이 들어요.	好的。最近好像有"胎儿下坠"的感觉。
의사	在分娩开始前的几周内，就会有宝宝"下沉"的感觉。您也许会感到骨盆部位的压迫感加重，并注意到胸廓下方的压力减轻，呼吸更通畅。	출산 전 몇 주부터 그런 느낌이 들 수 있습니다. 골반의 압박감이 심하게 느껴지거나, 흉부 아래쪽의 압박이 덜해져 호흡하기 편한지 살펴보시고요.
환자	출산하기 전 어떤 조짐이 있나요?	分娩的征兆有哪些?
의사	随着分娩的临近，你可能会排出少量稠厚的粘液，这些粘液可能带血(可能是棕色、粉红色或红色的)，因此叫做"见红"。或者羊水破裂。如果羊膜破裂，液体会通过子宫颈和阴道流出来。	출산이 가까워지면 끈적한 점액질이 소량 배출 될 수 있습니다. 이 점액질에 피가 묻어나올 수도 있고요.(갈색, 분홍색 혹은 붉은 색) 그래서 출산 전 "피가 보인다."고 말하기도 합니다. 또 양수가 터지기도 합니다. 양막이 파열됐다면 양수가 자궁경부나 질을 통해 흘러 내립니다.
환자	양수가 미리 터지면 어떻게 해야 하나요?	如果羊水提前破了，该怎么办?

의사	如果你怀孕不到34周, 出现羊水破了的现象, 应该尽快去医院。医生可能会使用宫缩抑制剂和抗生素, 对你进行保胎治疗。如果你怀孕超过34周, 羊水破了超过12小时后还没有临产, 医生可能会使用抗生素来预防感染的发生, 同时等待你自然临产。	임신 기간 34주전 양수가 터졌다면 바로 병원으로 가셔야 합니다. 의사가 자궁수축억제제와 항생제를 투여해 태아를 보호할 겁니다. 34주 이후인 경우, 양수가 터지고 난 뒤 12시간이 경과한 뒤에도 출산의 기미가 없으면 의사는 항생제를 써서 감염을 예방할 겁니다. 그 뒤 자연분만이 될 때까지 기다리면 됩니다.
환자	저처럼 임신 기간이 36주를 넘겼는데 양수가 터졌다면 어떻게 해야 할까요?	像我怀孕已经超过36周了, 羊水破了, 该怎么办?
의사	大约有90%怀孕37周以上的女性会在羊水破了后的24~48小时内自然分娩。如果破水超过12~24小时后还没有临产, 医生就会建议采取积极的引产措施。	임신기간이 37주를 넘은 대부분의 산모는 양수가 터진 뒤 24시간~48시간 내 자연분만을 할 겁니다. 만약 양수가 터지고 난 뒤 12시간~24시간이 경과했는데도 분만조짐이 없다면 의사는 유도분만을 권할 것입니다.
환자	분만에는 어떤 종류가 있나요?	分娩有几种方式?
의사	分娩的常用方式主要有三种。自然分娩、剖腹产、无痛分娩。自然分娩是指自然地等待阵痛的到来, 是最为理想的分娩方式, 对母亲和胎儿都没有多大的损伤, 而且母亲产后很快能得以恢复。	분만할 때 주로 3가지 방법이 이용되는 데요. 자연분만, 제왕절개 그리고 무통분만입니다. 자연분만은 자연스럽게 진통이 올 때까지 기다리는 방법으로 가장 좋은 방법이라고 할 수 있죠. 산모나 태아 모두에게 큰 위험을 주지 않고 또 자연 분만한 산모는 출산 후 빨리 회복할 수 있습니다.
환자	분만하는데 시간이 얼마나 걸리나요? 너무 시간이 오래 걸리면 어쩌죠?	分娩要多长时间? 分娩进展得太慢怎么办?

의사	第一个宝宝一般需要的分娩时间会长一些。从宫颈开大3厘米开始，大概需要8-14小时，宝宝才能出生。当然，每个人的情况也不尽相同。	첫 번째 분만인 경우, 대부분 시간이 오래 걸립니다. 자궁이 3cm 열리는데 대개 8~14시간 걸려야 아기가 나올 수 있습니다. 물론 개인차가 있지만요.
환자	저는 진통이 너무 두려운데요. 무통분만은 어떤 건가요?	我很害怕阵痛。请问无痛分娩是什么?
의사	无痛分娩是指在阵痛开始的时候进行镇痛，或者胎儿进入产道前进行麻醉等消除分娩时疼痛的分娩方法。这种分娩方式适用于对痛感过于恐惧，以及高血压、心脏病等身体不能承受过度压力的产妇。	무통분만은 진통이 시작되었을 때 통증을 완화시키거나 태아가 산도로 진입하기 전 마취를 해서 분만 통증을 없애는 방법입니다. 이런 방법은 통증에 과도한 두려움을 느끼는 산모이거나 고혈압, 심장병 때문에 과도한 스트레스를 견딜 수 없는 산모에게 적합합니다.
환자	저는 무통분만을 시도해보고 싶네요.	我想试试无痛分娩。
의사	好。也可以。但我还是建议您自然产。当您选择用阴道分娩的方式无法把宝宝顺利生出来的时候，医生必须为你紧急采用剖腹产。	좋습니다. 하지만 그래도 자연분만을 권해드리고 싶네요. 자연분만으로 출산하기 어려울 때는 의사가 바로 제왕절개를 해드릴 겁니다.
환자	네, 알겠습니다. 고맙습니다.	好的。我明白了。谢谢您。

단어

分娩	[fēnmiǎn]	분만하다, 출산하다
骨盆测量	[gǔpén cèliáng]	골반측정
胎儿下坠	[tāi'ér xiàzhuì]	태아가 아래로 떨어지다
下沉	[xiàchén]	가라앉다
胸廓	[xiōngkuò]	흉곽(가슴)
通畅	[tōngchàng]	막힘 없다, 순탄하다
征兆	[zhēngzhào]	징후, 조짐
稠厚的	[chóuhòude]	끈적한
粘液	[niányè]	점액질, 점액질의
见红	[jiànhóng]	혈을 보다
羊水破裂	[yángshuǐ pòliè]	양수파열
羊膜	[yángmó]	양막(태아를 둘러싸고 있는 얇은 막, 안에는 양수가 들어있음)
子宫颈	[zǐgōngjǐng]	자궁경관
阴道	[yīndào]	질
宫缩抑制剂	[gōngsuō yìzhìjì]	자궁 수축억제제
抗生素	[kàngshēngsù]	항생제
保胎治疗	[bǎotāi zhìliáo]	태아치료
临产	[línchǎn]	출산임박, 해산달이 되다
预防感染	[yùfáng gǎnrǎn]	감염 예방
引产措施	[yǐnchǎn cuòshī]	유도분만
自然分娩	[zìrán fēnmiǎn]	자연분만
剖腹产	[pōufùchǎn]	제왕절개

无痛分娩	[wútòng fēnmiǎn]	무통분만
阵痛	[zhèntòng]	진통
不尽相同	[bújìn xiāngtóng]	조금씩 차이가 있다
镇痛	[zhèntòng]	진통, 통증을 가라앉히다
产道	[chǎndào]	산도 아기가 태어날 때 지나는 모체의 경로
恐惧	[kǒngjù]	두려워 하다, 공포감을 느끼다
承受	[chéngshòu]	받아들이다. 감당하다
过度压力	[guòdù yālì]	과도한 스트레스
采用	[cǎiyòng]	적합한 것을 골라 사용하다

표현연습

最近好像有“胎儿下坠”的感觉。
요즘 저는 왠지 아이가 아래로 떨어지는 것만 같은 느낌이 듭니다.

也许会感到骨盆部位的压迫感加重。
골반부분의 압박감이 심해지는 것을 느낄 수도 있습니다.

可能会排出少量稠厚的粘液。
끈적한 점액질이 소량 배출될 수 있습니다.

液体会通过子宫颈和阴道流出来。
액체(양수)가 자궁경부나 질을 통해 흘러나오다.

医生可能会使用宫缩抑制剂和抗生素。
의사는 자궁수축 억제제나 항생제를 사용할 것입니다.

用抗生素来预防感染的发生。
항생제를 사용하여 감염을 예방하다.

医生会建议采取积极的引产措施。
의사는 유도분만을 권할 것입니다.

自然分娩、剖腹产、无痛分娩。
자연분만, 제왕절개, 무통분만

自然分娩是指自然地等待阵痛的到来。
자연분만은 자연스럽게 진통을 기다립니다.

无痛分娩是指在阵痛开始的时候进行镇痛。
무통분만은 진통이 시작될 때 통증을 완화시킵니다.

자주 나오는 질문

分娩的征兆有哪些?
출산 시 어떤 조짐이 나타나나요?

分娩前排出少量稠厚的红色粘液叫什么?
배출되는 끈적한 붉은 점액은 무엇인가요?

羊膜破裂, 液体会通过什么地方流出来?
양수가 터지면 양수는 어디를 통해 흘러나오나요?

如果羊水提前破了, 该怎么办?
양수가 미리 터지면 어떻게 해야 하나요?

分娩有几种方式?
분만하는데, 어떤 방법이 있나요?

胎儿进入产道前进行麻醉消除疼痛是什么分娩方式?
태아가 산도로 진입하기 전, 마취를 통해 통증을 없애는 방법은 어떤 분만인가요?

不能用阴道分娩生出宝宝, 必须要采用什么方式?
자연분만으로 아기를 출산할 수 없을 때 어떤 방법을 사용해야 하나요?

연습문제

1. 분만 전 임신부가 느끼는 현상인 것에는 (○),아닌 것에는 (×)를 하세요.

1) 胎儿下沉

2) 骨盆部位的压迫感减轻

3) 胸部呼吸更通畅

2. 분만의 징조가 아닌 것은?

1) 见红

2) 羊膜破裂

3) 液体通过阳道流出来

3. 임신 36주가 지나 양수가 터지면 조치해야 할 사항이 아닌 것은?

1) 应该尽快去医院

2) 采取积极的引产措施

3) 使用抗生素来预防感染的发生

4. 분만의 3가지를 중국어로 쓰세요.

1) 자연분만

2) 무통분만

3) 제왕절개

5. 분만의 3가지를 중국어로 쓰세요.

1) 最理想的分娩方式。

2) 这种分娩方式适用于对痛感过于恐惧的孕妇。

3) 有高血压、心脏病等身体不能承受过度压力的产妇。

4) 无法用阴道生出宝宝时采取的分娩方式。

학습정리

1.

怀孕初期：孕吐(害喜)

头晕：贫血
孕妇的产前检查次数：
怀孕28周前：每月一次
28~36周：每两周一次
36周后：每周一次
整个孕期：进行10~15次产前检查。

*产前检查检查什么?
1) 孕期进程是否顺利(并发症, 高血压)
2) 提供有助于宝宝健康的信息。

*贫血： 1) 服用铁剂。
2) 多吃对贫血好的食物。
对贫血好(不好)的食物：菠菜、肝、贝类、海草类、葡萄干/ 茶

2.

*分娩的征兆： 1)见红 2)羊水破裂 3)液体会流出
*分娩方式： 自然分娩、剖腹产、无痛分娩。
1)自然分娩： (1) 最理想的分娩方式。
(2) 对母亲和胎儿都没有多大的损伤。
(3) 母亲后很快能得以恢复。
2)无痛分娩： (1) 阵痛开始的时候进行镇痛。
(2) 胎儿进入产道前进行麻醉等消除疼痛的方式。
(3) 对痛感过于恐惧
(4) 有高血压、心脏病等身体不能承受过度压力的产妇。
3)剖腹产：用阴道无法把宝宝顺利生出时, 采用的方式。

10주차

암
癌症

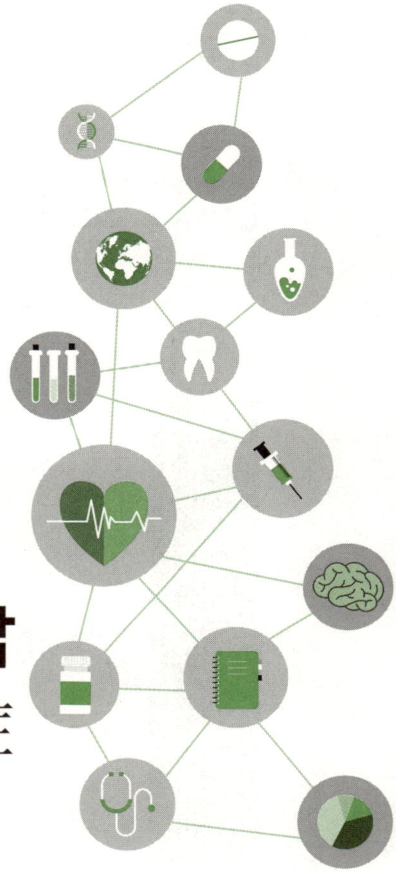

학습내용

암에 대한 전반적인 상식과 여러 암 중 위암에 관한 증상, 치료 및 주의사항과 전문용어 등을 학습한다.

학습목표

기본적인 암에 대한 증상 설명과 위암에 대한 증상, 치료, 그리고 예방에 대한 내용들을 학습한다.

1강 암 癌症

▸▸▸ 통역브리프

위암을 의심하여 특별히 한국 방문을 단행 한국 병원에서 재 검사를 받은 중국인 왕선생은 검사결과를 보러 병원에 와 의사와 상담하는 내용이다.

의사	您的检查结果已经出来了。虽然还没发展到癌症，但您要多小心。	환자분의 검사결과가 나왔습니다. 아직 암으로까지 발전하지는 않았지만, 그래도 조심하셔야 해요.
환자	그렇다면 한 시름 놓았습니다. 요즘 걱정이 많아 잠도 이루지 못할 정도였거든요. 만약 암으로 발전된다면 어떻게 되나요?	那我就松一口气了。最近担心得都睡不着觉。如果发展到癌症，那么会如何?
의사	癌症是一个恶性肿瘤，癌细胞的特点是无限制、无止境地增生，使患者体内的营养物质被大量消耗；癌细胞释放出多种毒素，使人体产生一系列症状。	암은 일종의 악성종양입니다. 암세포의 특징은 그 수가 무한대로 증가해 환자체내의 모든 영양성분을 모두 소모시켜 버립니다. 또 암세포는 많은 독소를 배출해 많은 질병을 유발시키죠.
환자	암세포가 온몸으로 전이되면 어떻게 되나요?	癌细胞转移到全身的话会如何?
의사	这会导致人体消瘦、无力、贫血、食欲不振、发热以及严重的脏器功能受损等等。癌症(恶性肿瘤)还可破坏组织、器官的结构和功能，引起坏死出血并感染，患者最终由于器官功能衰竭而死亡。	그렇게 되면 계속 수척해지면서 힘이 없어지고 빈혈, 식욕부진, 발열을 비롯한 심각한 장기손상문제까지 나타날 수 있습니다. 암(악성종양)은 또 체내 조직과 장기의 구조 및 그 기능을 파괴시켜 괴사로 인한 출혈 증세나 감염증세가 나타납니다. 결국 환자는 쇠약해진 장기기능 때문에 사망에 이르게 됩니다.

환자	어떻게 암을 진단할 수 있나요?	如何诊断癌症?
의사	癌细胞可用手在体表或深部触摸到。至于在身体较深部位的胃癌、胰腺癌等, 要用力按压才可触到。恶性肿瘤包括癌的肿块生长迅速, 表面不平滑, 不易推动；良性肿瘤则一般表面平滑, 像鸡蛋和乒乓球一样容易滑动。	피부표면이나 피부 안쪽 깊은 곳을 손으로 만져보면 느낄 수 있습니다. 몸의 깊숙한 부분에서 나타나는 위암, 췌장암의 경우, 힘을 주어 압력을 가하면 암세포를 느낄 수 있죠. 악성종양은 세포의 성장속도가 매우 빠르며 표면이 매끈하지 않고 손으로 만졌을 때 쉽게 움직이지 않습니다. 양성종양인 경우는 일반적으로 표면이 매끈하고 계란이나 탁구공처럼 쉽게 미끄러지며 움직이는 편입니다.
환자	통증이 있나요?	它有疼痛感吗?
의사	出现疼痛往往提示癌症已进入中、晚期。开始多为隐痛, 夜间明显。以后逐渐加重, 变得难以忍受, 昼夜不停。一般止痛药不起作用。疼痛一般是癌细胞侵犯神经造成的。	통증이 있다면, 그것은 곧 암이 중기, 말기단계로 들어섰다는 것을 말합니다. 처음에는 드문 드문 통증이 느껴지며 새벽에 더 심하게 통증을 느끼게 되죠. 이후에는 계속 통증이 가중되어 점점 참기 힘들어지실 거예요. 밤낮없이 통증을 느끼게 됩니다. 그때에는 일반적으로 진통제도 효과가 없습니다. 통증은 대개 암세포가 신경에 침입했을 때 나타납니다.
환자	암은 어떤 냄새가 있나요?	它通常会有味道可闻吗?
의사	一般的癌症没有什么味道, 但像乳腺癌可在乳房出现菜花样溃疡, 分泌血性分泌物, 并发感染时可有恶臭味。	일반적으로는 아무 냄새도 느껴지지 않습니다만, 유방암의 경우 유방에서 꽃모양의 피부궤양이 나타날 수 있고, 혈액분비물이 분비되거나 감염되었을 때 악취가 나기도 합니다.
환자	암에 걸리면 출혈증세가 있나요?	患有癌症会出血吗?

의사	癌组织侵犯血管或癌组织小血管破裂会产生出血。如肺癌病人可咯血，痰中带血；胃、结肠、食管癌则可便血。	암조직이 혈관에 침투하거나 암조직의 작은 혈관이 파괴되었을 때 출혈이 나타납니다. 폐암환자의 경우, 각혈 및 혈액을 동반한가래증세가 나타나고, 위암, 결장암, 식도암일 경우에도 혈변 증세가 있습니다.
환자	자세히 말씀해주셔서 감사드립니다. 암을 이해하는데 많은 도움이 되었습니다.	谢谢您详细的介绍。我对癌症多多少少有了点理解。

단어

癌症	[áizhèng]	암
松气	[sōngqì]	한숨돌리다
恶性肿瘤	[èxìng zhǒngliú]	악성종양
无止境	[wúzhǐjìng]	끝이 없다, 무한하다
大量消耗	[dàliàng xiāohào]	소비량이 많다
释放	[shìfàng]	방출하여 내보내다
毒素	[dúsù]	독소
转移	[zhuǎnyí]	전이되다
消瘦	[xiāoshòu]	수척해지다
脏器功能	[zàngqì gōngnéng]	장기기능
受损	[shòusǔn]	손상되다, 손실을 입다
坏死	[huàisǐ]	괴사하다
衰竭	[shuāijié]	기력이 쇠하다
诊断	[zhěnduàn]	진단, 진단하다

胃癌	[wèiái]	위암
胰腺癌	[yíxiànái]	췌장
肿块	[zhǒngkuài]	종양
良性肿瘤	[liángxìng zhǒngliú]	양성종양
表面平滑	[biǎomiàn pínghuá]	표면이 평평하다
滑动	[huádòng]	미끄러지며 움직이다
隐痛	[yǐntòng]	은근히 느껴지는 통증, 드문 드문 느껴지는 통증
昼夜不停	[zhòuyè bùtíng]	밤낮을 가리지 않고 계속
乳腺癌	[rǔxiàn'ái]	유방암, 유선암
菜花样	[càihuāyàng]	꽃 모양
溃疡	[kuìyáng]	궤양
分泌(物)	[fēnmìwù]	분비, 분비물
恶臭味	[è chòuwèi]	악취, 나쁜 냄새
肺癌	[fèi'ái]	폐암
咯血	[kǎxiě]	각혈
痰	[tán]	가래
结肠	[jiécháng]	결장
食管癌	[shíguǎn'ái]	식도암

표현연습

最近担心得都睡不着觉。
최근 걱정이 많아 잠을 잘 못 이룹니다.

癌症使患者体内的营养物质被大量消耗。
암은 환자체내의 영양소를 모두 소모시켜 버립니다.

癌症会导致人体消瘦、无力、贫血、食欲不振、发热等。
암으로 인해 무력감, 빈혈, 식욕부진, 발열 증상이 나타나며 몸이 수척해집니다.

癌症还可破坏组织、器官的结构和功能。
암은 조직 및 장기의 구조와 그 기능을 파괴시킵니다.

患者最终由于器官功能衰竭而死亡。
결국 환자는 쇠약해진 장기로 인해 사망에 이릅니다.

癌细胞可用手在体表或深部触摸到。
암세포는 피부표면이나 피부 깊숙한 곳을 손으로 만졌을 때 느껴집니다.

恶性肿瘤包括癌的肿块生长迅速。
악성종양은 종양의 성장속도가 매우 빠릅니다.

癌症开始多为隐痛，夜间明显。
암 초기에는 드문드문 통증이 나타나며 새벽에 통증이 심해집니다.

癌症逐渐加重，变得难以忍受，昼夜不停。
암이 점점 진행되면서 (통증이) 참기 어려워지고 밤낮 가리지 않고 통증이 지속됩니다.

一般止痛药不起作用。
일반적으로 진통제를 복용하더라도 소용이 없습니다.

疼痛一般是癌细胞侵犯神经造成的。
통증은 대개 암세포가 신경에 침투했을 때 나타납니다.

肺癌病人可咯血，痰中带血；胃、结肠、食管癌则可便血。
폐암환자의 경우 각혈 및 혈액을 동반한 가래증상이 나타나고
위암, 결장암, 식도암인 경우에도 혈변 증세가 나타납니다.

자주 나오는 질문

肿瘤分恶性肿瘤和良性肿瘤吗?
암은 악성종양과 양성종양으로 나뉠 수 있나요?

癌细胞会使人体怎么样?
암세포로 인해 인체에 어떤 증상이 나타나나요?

癌细胞转移到全身的话会如何?
암세포가 온몸으로 전이되면 어떻게 되나요?

癌症会使脏器功能受损吗?
암은 장기기능을 손상시키나요?

癌细胞可用手在体表或深部触摸到吗?
암세포는 피부표면이나 피부 깊은 곳을 손으로 만졌을 때 느껴지나요?

出现疼痛往往提示癌症已进入晚期了吗?
통증이 나타나는 것은 암이 이미 말기에 들어섰다는 것을 의미하나요?

癌组织侵犯血管或癌组织小血管破裂会怎么样?
암조직이 혈관에 침투하거나 암조직의 혈관이 파괴되면 어떻게 되나요?

肺癌病人严重会咯血，痰中带血吗?
폐렴환자는 병세가 심한 경우 각혈 및 혈액을 동반한 가래증상이 나타나나요?

연습문제

1.다음 암에 대한 설명으로 맞지 않은 것을 고르세요.

1) 癌症是一个恶性肿瘤。

2) 癌细胞无限制地增生。

3) 癌细胞释放出多种毒素。

4) 癌症没有疼痛感。

2. 암이 전신으로 전이될 경우 나타나는 증상이 아닌 것을 고르세요.

1) 人体消瘦。

2) 器官的结构引起坏死。

3) 食欲越来越好。

4) 器官功能衰竭。

3. 다음 설명 중 맞으면 (○), 틀리면 (×)하세요.

1) 细胞可用手在体表或深部触摸到。

2) 良性肿瘤表面不平滑, 不易推动。

3) 进入中、晚期多为隐痛。

4) 一般的癌症没有什么味道。

5) 结肠、食管癌则可便血。

4. 아래 중국어 표현에 해당하는 우리말 뜻을 쓰세요.

1) 松一口气了

2) 睡不着觉

3) 大量消耗

4) 人体消瘦

5) 器官功能衰竭

5. 다음 괄호 안에 알맞은 관련사어를 쓰세요.

1) 医生：您的检查结果已经出来了。(　　)还没发展到癌症, 但您要多小心。

2) 患者：(　　)发展到癌症, 那么会如何?

6. 다음 암의 일반적인 증상과 다른 것은?

1) 无力

2) 头疼

3) 贫血

4) 食欲不振

2강 위암의 증상 및 치료방법 癌的症状和治疗方法

▸▸▸ 통역브리프

위암을 진단 받은 중국인 첸씨가 병원의사와 암증상과 치료 방법에 대해 상담하는 내용이다.

환자	胃癌的早期症状如何?	위암의 조기증상으로는 어떤 것들이 있을까요?
의사	암 발병전 몇 가지 조짐이 있는데요. 원인이 정확하지 않은데 갑작스럽게 나타나는 소화불량, 식욕감퇴, 또는 식후복부팽창감 혹은 불편함이 느껴지거나 체중이 급격히 줄어드는 현상이 있을 수 있습니다. 또 이전에 위의 통증이 없었는데 반복적으로 갑자기 위통이 느껴질 수도 있죠.	癌症的发病有先兆, 突然出现原因不明的消化不良症状, 突出的表现为食欲迅速下降、食后腹部饱胀感及不适感, 同时, 体重明显降低。或者, 过去没出有胃痛的人, 突然出现反复的胃痛等。
환자	如何治疗癌症?	어떻게 치료해야 하나요?
의사	일반적으로 수술, 방사선치료, 화학치료방법이 있습니다.	通常是手术治疗、放射治疗、化学治疗。
환자	放射治疗和化学治疗是怎么治疗的?	방사선 치료와 화학치료는 어떤 방법이죠?
의사	방사선 치료는 고주파방사선으로 암세포를 죽이는 치료방법입니다. 암세포가 방사선에 민감하기 때문에 이 방법으로 치료할 수 있는 것이죠.	放射治疗是利用高能电磁辐射线达到破坏癌细胞目的的一种治疗方法。放射能够治疗癌症是因为癌细胞对放射线敏感。

	방사선치료가 과연 효과가 있을 것인가 여부는 임상시기(치료시기), 악성종양의 종류 및 방사선에 대한 민감성, 환자의 전반적인 상황, 그리고 악성종양 주변의 상황에 따라 달라질 수 있습니다.	放射治疗对癌症是否有效，取决于临床时间的早晚，肿瘤类型和它对放射的敏感性，病人的整体状况和肿瘤周围情况都有关。
환자	那么，化疗呢?	그렇다면 화학요법은 어떻습니까?
의사	화학요법은 혈관을 통해 약물을 온몸에 주입하는 방법입니다. 몸 안에 있는 모든 암세포에 영향을 미치죠. 약물이 모두 독하고 심지어 독성을 가지고 있는 경우도 있어서 악성종양이든 양성종양이든 체내의 모든 세포가 파괴됩니다. 화학요법은 전신화학요법, 부분화학요법, 새로운 보조화학요법 등 총 4가지 방법이 있습니다.	化学疗法是将药物经血管带到全身，对身体所有细胞都有影响。因为所用药物都是有害，甚至是带毒性的，体内细胞，无论是否恶性细胞，都受到破坏。化学治疗有四种全身化疗、局部化疗、新辅助化疗方式。
환자	什么叫新辅助化疗?	새로운 보조화학요법은 무엇인가요?
의사	비교적 제한성을 가지고 있는 악성종양이지만 수술로 절제하거나 방사선치료가 어려운 경우 수술이나 방사선 치료 전 먼저 사용하는 화학요법을 말합니다. 그 목적은 종양의 크기를 작게 만들어 절제범위를 최소화하기 하고 수술로 인한 손상을 줄이기 위함입니다. 또 화학요법을 이용해 발생할 수 있는 암의 부분적 전이를 막고 환자의 생존률을 높이기 위해서입니다.	针对临床上相对较为局限性的肿瘤，但手术切除或放射治疗有一定难度的，可在手术或放射治疗前先使用化疗。其目的是希望化疗后肿瘤缩小，从而减少切除的范围，缩小手术造成的伤残；其次化疗可抑制或消灭可能存在的微小转移，提高患者的生存率。
환자	什么样的人比较容易患上癌症?	어떤 사람들이 암에 걸릴 가능성이 높을까요?

의사	가족력이 있거나 유전될 가능성이 있는 사람들, 암과 관련된 질병을 앓고 있는 사람들, 오랜 시간 동안 만성 위염, 자궁경부염, B형 간염, 피부궤양에 시달린 분들입니다. 또 오랫동안 흡연하신 분들의 경우 폐암, 위암에 걸리기 쉽고요. 계속 과음을 하셨다면 식도암, 간암의 위험성이 높죠. 장기간 의기소침함, 우울증 증세를 보이거나 스스로를 억누르시는 분, 내성적인 분들도 쉽게 암에 걸릴 수 있습니다.	有癌症家族性和遗传性疾病的人群, 患有与癌有关疾病的人群, 像长期患有慢性胃炎、宫颈炎、乙型肝炎、皮肤溃疡等的患者。长期吸烟的人群易患肺癌、胃癌。长期酗酒者易患食管癌、肝癌。还有精神长期处于抑郁、悲伤、自我克制及内向的人群, 易患癌症。
환자	那么, 患有胃癌的患者应注意些什么?	그렇다면 위암환자가 조심해야 할 사항으로 어떤 것들이 있을까요?
의사	훈제음식이나 절인 음식을 피하셔야 합니다. 예를 들면 훈제고기, 절인 고기, 절인 생선, 절임반찬등을 말합니다. 이러한 음식에는 위암과 식도암을 유발하는 화학물질이 함유되어 있기 때문이죠. 또 흡연, 과음을 삼가야 합니다. 흡연과 음주는 암을 유발하거든요. 신선한 야채를 많이 드시고 육류섭취를 자제해야 합니다. 체중유지에도 신경을 쓰시고요. 이렇게 하시면 암 발생률을 낮출 수 있습니다. 또 집에만 계시지 마시고 신선한 공기를 마시며 산책하는 것도 좋습니다.	不吃熏制或腌制的食物, 如熏肉、咸肉、咸鱼、腌酸菜、腌咸菜等, 这些食物中含有一种可能导致胃癌和食道癌的化学物质。不吸烟, 不酗酒, 吸烟与喝酒会大大增加致癌的机会。多吃新鲜蔬菜, 控制肉类食物摄入量, 控制体重, 这样可以减少癌症的发病率。还有不要老呆在家里, 有空多散散步。
환자	谢谢您的咨询, 那么, 我什么时候能做手术?	좋은 말씀 감사합니다. 그러면 언제 수술하면 될까요?
의사	최대한 빠를수록 좋죠, 간호사가 수술 일정을 잡을 겁니다.	尽快一点吧! 护士会给您安排时间的。

단어

胃癌	[wèi'ái]	위암
早期症状	[zǎoqī zhèngzhuàng]	초기증상
先兆	[xiānzhào]	조짐
消化不良	[xiāohuà bùliáng]	소화불량
食欲下降	[shíyù xiàjiàng]	식욕감퇴
腹部饱胀感	[fùbù bǎozhànggǎn]	복부 팽창감
不适感	[búshìgǎn]	불편함
放射治疗	[fàngshè zhìliáo]	방사선치료
化学治疗	[huàxué zhìliáo]	화학치료, 화학요법
高能电磁辐射线	[gāonéng diàncí fúshèxiàn]	고주파방사선치료
放射线	[fàng shèxiàn]	방사선
全身化疗	[quánshēn huàliáo]	전신화학치료
新辅助化疗	[xīn fǔzhù huàliáo]	신 보조 화학요법
微小转移	[wēixiǎo zhuǎnyí]	암의 부분적 전이
遗传性疾病	[yíchuán xìng jíbìng]	유전으로 인한 질병
慢性胃炎	[mànxìng wèiyán]	만성위염
宫颈炎	[gōng jǐngyán]	자궁경부염
乙型肝炎	[yǐxíng gānyán]	B형 간염
皮肤溃疡	[pífū kuìyáng]	피부궤양
长期吸烟	[chángqī xīyān]	장기간 지속된 흡연
肺癌	[fèiái]	폐암
肝癌	[gān'ái]	간암
抑郁	[yìyù]	우울하다, 울적하다

熏制	[xūnzhì]	훈제
腌制	[yānzhì]	소금에 절인, 절인 음식
熏肉	[xūnròu]	훈제고기
咸肉	[xiánròu]	고기 절임, 절인 고기
腌酸菜	[yān suāncài]	(소금 혹은 설탕에) 절여 시큼한 음식, 절임 음식
腌咸菜	[yān xiáncài]	소금에 절인 음식, 장아찌
食道癌	[shídàoái]	식도암
酗酒	[xùjiǔ]	무절제한 음주, 과음, 음주 후 주정
摄入量	[shèrùliàng]	섭취량
咨询	[zīxún]	상담, 컨설팅
尽快一点	[jǐnkuài yìdiǎn]	최대한 빨리, 서둘러

표현연습

癌症的发病有先兆。
암이 발생 전 조짐이 있습니다.

突然出现原因不明的消化不良症状。
갑작스럽게 원인이 불분명한 소화불량증세가 나타났습니다.

突然出现反复的胃痛。
갑작스럽게 반복적인 위통증상이 있습니다.

在手术或放射治疗前先使用化疗。
수술 혹은 방사선 치료 전 먼저 화학요법을 사용합니다.

其目的是希望化疗后肿瘤缩小，减少切除的范围。
목적은 바로 종양 크기를 작게 만들어 수술절제범위를 줄이기 위함입니다.

化疗可抑制或消灭可能存在的微小转移。
화학요법은 부분적으로 발생할 수 있는 암전이 현상을 막을 수 있습니다.

长期吸烟的人群易患肺癌、胃癌。
장기 흡연자는 폐암과 위암에 쉽게 걸립니다.

长期酗酒者易患食管癌、肝癌。
장기간 과음을 지속한 사람은 식도암, 간암에 쉽게 걸립니다.

精神长期处于抑郁、悲伤、自我克制的人群，易患癌症。
오랫동안 슬프거나 우울증 증세를 보이는 사람, 자신을 지나치게 억누르는 사람은 쉽게 암에 걸립니다.

吸烟与喝酒会大大增加致癌的机会。
흡연과 음주는 암 발병 가능성을 높입니다.

자주 나오는 질문

胃癌的早期症状如何?
위암의 조기 증상은 무엇입니까?

放射治疗对癌症有什么效果?
방사선 치료는 암치료에 어떤 효과가 있나요?

化疗后肿瘤缩小, 减少切除的范围 也可以缩小手术造成的伤残吗?
화학요법 후, 종양크기가 작아져 수술절제 범위를 줄이면 수술 후 나타나는 손상을 줄일 수 있나요?

化疗可以提高患者的生存率吗?
화학요법은 환자의 생존율을 높일 수 있나요?

什么样的人群比较容易患上癌症?
어떤 사람들이 쉽게 암에 걸리죠?

患有胃癌的患者应注意些什么?
위암환자는 어떤 것들을 주의해야 하나요?

为什么医生不建议吃熏制或腌制的食物?
왜 의사는 훈제음식 및 절임음식 섭취를 삼가라고 권하나요?

控制肉类食物摄入量可以减少癌症的发病率吗?
육류섭취량을 줄이면 암 발병률을 낮출 수 있나요?

연습문제

1. 위암의 초기 증상이 아닌 것은?

(1) 消化不良

(2) 食欲下降

(3) 体重增加

(4) 出现反复的胃痛

2. 다음 괄호 안에 들어갈 단어를 쓰세요.

癌症治疗通常是手术治疗、(　　　　)治疗、(　　　　)治疗。

3. 다음 괄호 안에 들어 갈 단어 순서가 맞는 것을 고르세요.

(　　)是利用高能电磁辐射线达到破坏癌细胞目的的一种治疗方法。
放射治疗对癌症是否有效, 取决于临床时间的早晚, (　　)和它对放射的敏感性,
(　　)和肿瘤周围情况都有关。

(1) 放射治疗- 病人的整体状况- 肿瘤病理类型

(2) 肿瘤病理类型- 放射治疗- 病人的整体状况

(3) 放射治疗- 肿瘤病理类型 -病人的整体状况

4. 암이 잘 걸리는 환자가 아닌 것을 고르세요.

(1) 长期患有慢性胃炎、肝炎等的患者。

(2) 长期吸烟的人。

(3) 长期酗酒的人。

(4) 性格外向的人群。

5. 방사는 치료의 목적이 아닌 것은?

(1) 破坏癌细胞

(2) 肿瘤缩小

6. 새로운 보조화학요법(**新辅助化疗**)의 설명으로 맞지 않은 것을 고르세요.

(1) 减少切除的范围。

(2) 缩小手术造成的伤残。

(3) 抑制存在的微小转移。

(4) 延长患者的生命。

7. 다음 암 환자가 조심하지 않아야 할 것은?

(1) 不吃熏制或腌制的食物

(2) 多吃新鲜蔬菜

(3) 多吃肉类食物

(4) 控制体重

학습정리

1.

1) 癌症的症状：(1) 无力、贫血、食欲不振、发热、脏器功能受损。
(2) 癌症破坏组织、器官的结构和功能。
(3) 引起坏死出血并感染，最终器官功能衰竭死亡。

2) 癌细胞可用手在体表或深部触摸到。
恶性肿瘤：肿块生长迅速，表面不平滑，不易推动。
良性肿瘤：一般表面平滑，像鸡蛋和乒乓球一样容易滑动。

3) 癌症疼痛感
(1) 开始多为隐痛，夜间明显。
(2) 以后逐渐加重，变得难以忍受，昼夜不停。
(3) 一般止痛药不起作用。是癌细胞侵犯神经造成的。

2.

1) 胃癌的早期症状：
(1) 消化不良症状
(2) 食欲迅速下降
(3) 食后腹部饱胀感及不适感
(4) 体重明显降低
(5) 突然出现反复的胃痛

2) 治疗癌症的方式?
(1)手术治疗　(2)放射治疗　(3)化学治疗

3) 比较容易患上癌症的人群：

(1) 有癌症家族性和遗传性疾病的人群。

(2) 患有与癌有关疾病的人群：慢性胃炎、宫颈炎、乙型肝炎、皮肤溃疡等的患者。

(3) 长期吸烟的人群易患肺癌、胃癌。

(4) 长期酗酒者易患食管癌、肝癌。

(5) 还有精神长期处于抑郁、悲伤、自我克制及内向的人群。

4) 胃癌患者注意事项：

(1) 不吃熏制或腌制的食物

(2) 不吸烟, 不酗酒

(3) 多吃新鲜蔬菜

(4) 控制肉类食物摄入量

(5) 控制体重

(6) 多运动

11주차

관상동맥 심장병
冠状动脉性心脏病

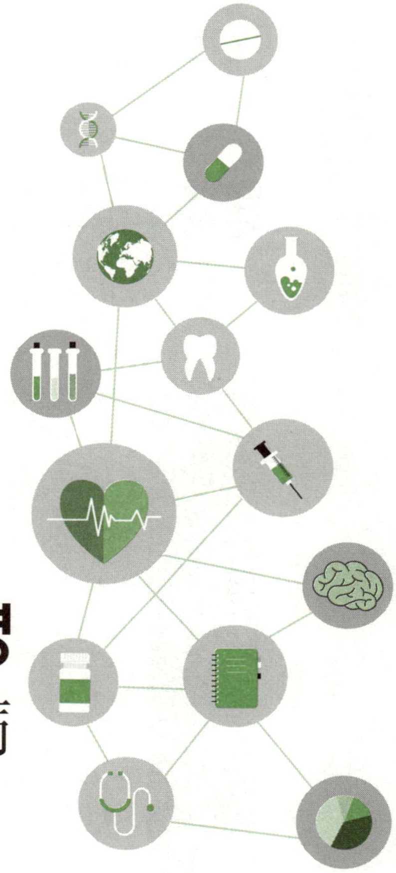

학습내용

관상동맥 심장질환과 일반적인 증상과 원인 등에 대해 학습한다.

학습목표

관상동맥 심장질환에 대한 의료지식과 그에 따른 표현을 익힌다.

1강 관상동맥 심장병 冠状动脉性心脏病

▶▶▶ 통역브리프

한국에 사업차 온 50세가 넘은 중국인 왕선생이 갑자기 가슴과 팔에 죄는 듯한 통증을 느껴 한국병원에서 정밀 검사를 받은 후 담당 의사와 상담하는 내용이다.

의사	检查结果您患有冠心病。	검사결과를 살펴보니, 환자분께서 관상동맥 질환을 가지고 계시네요.
환자	관상동맥질환은 어떤 증상으로 나타나나요?	什么是冠心病?
의사	冠状动脉性心脏病简称冠心病，它分两种；一种是冠状动脉粥样硬化而造成，这占冠状动脉性心脏病的绝大多数(95-99%)。另一种是冠状动脉狭窄、供血不足而引起的心肌机能障碍，又称缺血性心肌病。	흔히 관상동맥경화증을 관상동맥질환으로 약칭해 부릅니다. 두 가지 종류로 나눌 수 있는데요. 첫 번째는 관상동맥경화로 인해 발생하는 경우로, 관상동맥심장병의 대부분(95-99%)을 차지합니다. 다른 한 종류는 관상동맥 혈관이 좁아져 혈액공급이 부족해졌을 때 나타나는 심장기능 장애문제입니다. 혈액성 심장병이라고 부르기도 합니다.
환자	관장동맥질환은 어떤 증상으로 나타나나요?	冠心病症状表现在哪里?
의사	首先胸腔中央发生一种压榨性的疼痛，它可延伸到颈、颔、手臂及胃部。	우선 흉강중앙부분에 죄어오는 듯한 통증을 느끼게 됩니다. 통증 부위가 목턱, 팔뚝 및 위까지 확대되기도 하고요.
환자	협심증과는 다른 건가요?	它跟心绞痛一样吗?

의사	不一样。心绞痛发作，你停止运动或紧张情绪消失，心绞痛也逐渐减少或消失。但冠心病不一样，它仍然还会存在。	다릅니다. 협심증이 발생했을 때, 운동을 멈추거나 긴장상태를 해소하면 협심증 증상도 조금씩 사라지죠. 하지만 관상동맥질환은 이와 다릅니다. 증상이 사라지지 않고 계속 남아 있습니다.
환자	흉강통증 이외에 또 다른 증상이 있나요?	除了胸腔有疼痛以外，还有其他的症状吗?
의사	冠状动脉性心脏病的其他症状有眩晕、气促、出汗、寒颤、恶心及昏厥。严重患者可能因为心力衰竭而死亡。	관상동맥 심장병의 다른 증상으로는 현기증, 호흡곤란, 땀 분비 증가, 오한, 매스꺼움 및 실신 등이 있습니다. 증상이 심각한 환자는 쇠해진 기력으로 인해 사망에까지 이를 수 있습니다.
환자	발병 원인은 무엇인가요?	它的病因是什么?
의사	供应心脏的冠状动脉管壁形成粥样斑块造成血管狭窄而导致的疾病，本病病因尚未清楚，但认为与高血压、高脂血症、糖尿病、内分泌功能低及年龄大等因素有关。	심장에 혈액을 공급하는 관상동맥혈관벽에 형성된 죽종으로 인해 혈관이 좁아져 발생하는 질병입니다. 이 병의 원인은 아직까지 정확하게 파악되지 않았습니다만 고혈압, 고지혈증, 당뇨병, 내분비기능 저하 및 노화 등 요소와 관련이 있습니다.
환자	연령이 높을수록 발병률도 높나요?	年龄越高发病率就越高吗?
의사	40岁后冠心病发病率升高,女性绝经期前发病率低于男性,绝经期后与男性相等。	40세 이후 관상동맥질병 발병률이 높습니다. 여성의 경우 단경기 이전이면 발병률이 남성보다 낮고요. 월경이 사라지고 난 후에는 남성과 비슷한 수준입니다.
환자	들어보니 당뇨병과 밀접한 관계가 있다고 하던데요.	听说它与糖尿病有密切的关系。

의사	冠心病是未成年糖尿病患者首要的死因,冠心病占糖尿病病人所有死亡原因和住院率的近80%。还有肥胖症是导致冠心病的首要危险因素,可增加冠心病死亡率。不爱运动的人冠心病的发生和死亡危险性将翻一倍。	관상동맥경화는 미성년자인 당뇨병 환자를 사망에 이르게 하는 주요원인입니다. 당뇨병 환자의 사망 및 입원률의 80%가 바로 관상동맥경화 때문입니다. 그밖에 비만이 관상동맥질환을 야기하는 주요위험요소입니다. 관상동맥질환 사망률을 높이는 원인이죠. 운동을 하지 않는 사람의 경우 관상동맥질환의 발생 및 사망 위험 수준이 2개 가량 높습니다.

단어

冠心病	[guānxīnbìng]	관상동맥경화증
冠状动脉性心脏病	[guānzhuàngdòngmài xìng xīnzàngbìng]	관상동맥 심장병
简称	[jiǎnchēng]	약칭, 간단하게 부르다
冠状动脉粥样硬化	[guānzhuàngdòngmài zhōuyàngyìnghuà]	관상동맥 경화증
狭窄	[xiázhǎi]	좁다, 협소하다
心肌机能障碍	[xīnjī jīnéng zhàng'ài]	심근기능장애
缺血性心肌病	[quēxuèxìng xīnjībìng]	혈액 결핍성 심근병
胸腔	[xiōngqiāng]	흉강
压榨性的	[yāzhàxìngde]	압착하는, 쥐어짜는
疼痛	[téngtòng]	통증
颈	[jǐng]	목, 경부
颔	[hàn]	턱

手臂	[shǒubì]	팔뚝
心绞痛	[xīnjiǎotòng]	협심증
紧张情绪	[jǐnzhāng qíngxù]	긴장상태
眩晕	[xuànyùn]	현기증, 어지러움
气促	[qìcù]	호흡이 빨라지다, 호흡 곤란
出汗	[chūhàn]	땀나다
寒颤	[hánzhàn]	오한, 추위에 떨다
恶心	[ěxin]	구역질이 나다, 메스껍다
昏厥	[hūnjué]	혼절하다, 의식을 잃다
心力衰竭	[xīnlì shuāijié]	심장쇠력, 기력이 쇠하다
冠状动脉管壁	[guānzhuàngdòngmài guǎnbì]	관상동맥 혈관벽
粥样斑块	[zhōuyàng bānkuài]	아테롬, 죽종
高脂血症	[gāo zhīxuèzhèng]	고지혈증
内分泌功能	[nèifēnmì gōngnéng]	내분비 기능
绝经期	[juéjīngqī]	단경기
肥胖症	[féipàngzhèng]	비만
危险因素	[wēixiǎn yīnsù]	위험요소

표현연습

冠状动脉性心脏病简称冠心病。
관상동맥심장병을 간단히 관상동맥경화증으로 약칭합니다.

冠心病是冠状动脉粥样硬化而造成。
관상동맥경화는 관상동맥의 죽종경화로 인해 발생합니다.

冠状动脉狭窄、供血不足引起冠心病。
관상동맥혈관이 좁아져 혈액공급이 부족해지면 관상동맥경화증을 유발합니다.

胸腔中央发生一种压榨性的疼痛。
흉강중앙부위에 죄어오는 듯한 통증이 나타납니다.

其他症状有眩晕、气促、出汗、寒颤、恶心及昏厥。
다른 증상으로는 현기증, 빨라진 호흡, 땀 분비증가, 매쓰꺼움 및 실신이 있습니다.

严重患者可能因为心力衰竭而死亡。
증상이 심각한 환자는 쇠해진 기력으로 인해 사망에까지 이를 수 있습니다.

供应心脏的冠状动脉管壁形成粥样斑块造成血管狭窄。
심장에 혈액을 공급하는 관상동맥혈관벽 내 죽종이 생겨 혈관이 좁아집니다.

冠心病是未成年糖尿病患者首要的死因。
관상동맥경화는 미성년자인 당뇨병 환자를 사망에 이르게 하는 주요 원인입니다.

肥胖症是导致冠心病的首要危险因素。
비만은 관상동맥경화를 유발하는 위험요소입니다.

자주 나오는 질문

动脉狭窄、供血不足引起的心肌机能障碍叫什么病?

좁아진 혈관과 혈액공급 부족으로 인해 나타나는 심근기능장애를 무슨 병이라고 하나요?

冠心病症状表现在哪里?

관상동맥경화의 증상은 어디에서 나타나나요?

除了胸痛以外, 还有什么样的症状?

가슴통증 이외에 또 어떤 증상이 있나요?

它的病因跟年龄大的因素有关吗?

관상동맥경화의 원인은 노화(연령증가)와 관계가 있나요?

年龄越高冠心病发病率就越高吗?

연령이 높을수록 관상동맥경화 발병률도 높아지나요?

冠心病与糖尿病有密切的关系吗?

관상동맥경화는 당뇨병과 밀접한 관계가 있나요?

肥胖症是导致冠心病的首要危险因素?

비만은 관상동맥경화를 유발하는 위험요소인가요?

연습문제

1. 다음 내용 중 관상동맥심장병과 관련이 없는 것은?

(1) 动脉狭窄　　(2) 供血不足　　(3) 贫血

2. 다음 관상동맥 심장병을 일으키는 원인이 아닌 것은?

(1) 冠状动脉粥样硬化　　(2) 头晕　　(3) 动脉供血不足

3. 다음 단어에 뜻을 쓰세요.

(1) 气促
(2) 寒颤
(3) 昏厥
(4) 眩晕

4. 다음은 관상동맥심장병이 걸리기 쉬운 것과 관련이 없는 것은?

(1) 高脂血症　　(2) 糖尿病　　(3) 内分泌功能低　　(4) 年龄小的人

5. 아래 내용 중 관상동맥심장병의 설명으로 맞으면 (○), 틀리면 (×)하세요.

(1) 年龄越高冠心病发病率就越高。
(2) 40岁后冠心病发病率升高。
(3) 女性绝经期前发病率高于男性。

6. 다음 문제를 듣고 맞으면 (○), 틀리면 (×)하세요.

(1) 肥胖症可增加冠心病死亡率。
(2) 冠心病是未成年糖尿病患者首要的死因。
(3) 不爱运动的人冠心病的发生和死亡率不高。

2강 관상동맥 심장병 冠状动脉性心脏病

▶▶▶ 통역브리프

한국에 사업차 온 50세가 넘은 중국인 왕선생이 갑자기 가슴과 팔에 죄는 듯한 통증을 느껴 한국병원에서 정밀 검사를 받은 후 담당 의사와 상담하는 내용이다.

환자	怎样早期发现患有冠心病?	어떻게 관상동맥경화증을 조기에 발견할 수 있나요?
의사	관심동맥경화는 노인분께 자주 나타나는, 노인발병률이 높은 질병입니다. 따라서 연령대가 높다면 일상생활에서 어떤 증상을 발견했을 때 바로 병원으로 오셔서 진찰을 받아보시고 조기에 발견해야 합니다.	冠心病是中老年人的常见病和多发病, 处于这个年龄阶段的人, 在日常生活中, 如果出现一些情况, 要及时就医, 尽早发现冠心病。
환자	什么样的情况呢?	어떤 증상이 있나요?
의사	피곤하고나 긴장했을 때, 가슴 뼈 뒷부분 혹은 심장부분에 답답함이 느껴지거나 죄어오는 통증이 3-5분간 지속될 때, 또 평소 힘을 쓰는 일을 할 때 가슴의 답답함이나 두근거림, 호흡의 가빠짐 증상이 나타나는데 휴식을 취하면 자연스럽게 이 증상들이 완화된다면 병원에 오셔야 합니다.	劳累或精神紧张时出现胸骨后或心前区闷痛, 或紧缩样疼痛持续3-5分钟的人, 还有平时体力活动时出现胸闷、心悸、气短, 休息时自行缓解的人。
환자	睡眠时也有症状出现吗?	잘 때도 증상이 나타나나요?

의사	잘 때 베개를 낮게 베면 답답함이 느껴져 베개를 높게 베어야만 숙면을 취할 수 있는 분, 낮에 누울 때 갑작스런 가슴 통증, 가슴 두근거림, 호흡곤란이 느껴져 바로 일어나야만 되는 분, 혹은 성관계나 배변 후 심장이 빨리 뛰고 초조해지며 답답함이 느껴지시는 분 모두 해당되죠.	夜晚睡眠枕头低时，感到胸闷憋气，需要高枕感到舒适的人;熟睡、或白天平卧时突然胸痛、心悸、呼吸困难，需立即坐起或站立才能缓解的人。还有性生活或用力排便时出现心慌、胸闷、气急或胸痛不适的人。
환자	怎么去预防呢?	어떻게 예방할 수 있을까요?
의사	편식과 과식을 삼가야 합니다. 또 콜레스테롤, 고지방 섭취를 줄이고 야채를많이 드셔야 합니다. 총 열량섭취를 적절한 수준으로 관리하고 체중이 증가하지 않도록 주의해야 합니다.	不要偏食，不要过量。要控制高胆固醇、高脂肪食物，多吃素食。同时要控制总热量的摄入，限制体重增加。
환자	我平时工作压力很大。这也有影响吗?	평소에 업무스트레스가 많은 편인데요. 이것도 영향이 있을까요?
의사	규칙적으로 생활하고 과도한 긴장을 피해야 합니다. 충분한 수면시간을 확보하고 즐거운 감정을 많이 느껴야 합니다. 정서적 안정 역시 중요합니다. 초조함, 격한 감정, 답답함, 울적함을 피하는 것이 좋죠. 또 적당한 운동으로 체력을 키우는 것도 좋습니다.	生活要有规律，避免过度紧张；保持足够的睡眠，培养多种情趣；保持情绪稳定，不要急躁、激动或闷闷不乐。还有保持适当的体育锻炼活动，增强体质。
환자	冠心病可以遗传吗?	관상동맥경화는 유전되는 건가요?
의사	가족 대대로 관상동맥경화증을 앓는 경우가 있으니 확실히 유전적 요소도 존재합니다. 그러나 대부분 과식과 불균형한 식생활, 운동부족으로 인해 발생하는 경우가 많습니다.	一家几辈都有人得冠心病的情况确实有遗传因素。但大多数是因为饮食过量，饮食结构不合理及缺乏体力活动所导致。本身有家族因素，但如注意节食，避免过胖，也能使发病可能性减低。

	기본적으로 유전적 요소가 있지만 식생활 및 과도한 체중증가에 주의한다면 발병가능성을 낮출 수 있습니다.	
환자	那么, 平时如何预防冠心病?	그렇다면 평소에 어떻게 관상동맥경화를 예방할 수 있을까요?
의사	평소에 짠 음식, 기름진 음식을 피하고 활동량을 늘리세요. 너무 집착하는 성격도 좋지 않습니다. 정서적으로 여유를 갖고 긴장을 푸는 법을 배워야 합니다. 평소에 건강에 좋지 않은 요인들을 파악하고 최대한 이를 피하는 것, 이것이 바로 가장 경제적이고 효과 높은 최고의 예방법이죠.	平时不要吃咸的, 油腻的。要爱活动, 性格不要执著, 在情绪上要学习自我放松。平时认识到对健康的不利影响去避免是最省事、最有效的"一级预防"措施。
환자	还有冠心病与天气有关系吗?	관상동맥경화는 날씨와도 관계가 있나요?
의사	관상동맥경화 환자가 추운 날씨에 노출되면 혈압이 상승하고 심장박동이 빨라집니다. 관상동맥경화증상으로 인해 심장이 필요한 만큼의 충분한 혈액을 공급받을 수 없습니다. 또한 입과 코를 통해 유입되는 찬 공기가 관상동맥 수축을 야기해 심장으로 공급되는 혈액량이 줄어들 수 있습니다. 이는 협심증을 유발합니다. 만약 심근 혈액 부족 증상이 심각해지거나 오랜 시간 동안 지속된다면 심근 괴사로 이어질 수 있습니다. 심장 근육이 괴사되는 것이죠.	冠心病患者受寒冷的刺激, 会使血压上升, 心率加快, 冠状动脉不能根据心脏的需要增加血液供应。而且经口和鼻吸入的冷空气还可引起冠状动脉收缩, 对心脏供血减少。诱发心绞痛。如果心肌缺血很严重或持续时间很长, 则发生心肌坏死, 这就造成心肌梗塞。
환자	谢谢您的详细说明。我平时会多注意。	자세한 설명 감사드립니다. 평소에 주의해야겠네요.

단어

年龄阶段	[niánlíng jiēduàn]	연령대
就医	[jiùyī]	진찰받다, 치료받다
劳累	[láolèi]	지치다 피로하다
闷痛	[mēn tòng]	답답증
紧缩样疼痛	[jǐnsuōyàng téngtòng]	죄어오는 듯한 통증
胸闷	[xiōng mèn]	가슴이 답답하다
心悸	[xīnjì]	가슴이 두근거리다, 두려움을 느끼다
气短	[qìduǎn]	숨이 가쁘다
自行缓解	[zìxíng huǎnjiě]	자연스럽게 증상이 완화되다
憋气	[biēqì]	속이 답답하다
心慌	[xīnhuāng]	심장이 고동치다, 당황하다
气急	[qìjí]	긴장하여 호흡이 가빠지다
偏食	[piānshí]	편식
胆固醇	[dǎngùchún]	콜레스테롤
高脂肪	[gāo zhīfáng]	고지방
素食	[sùshí]	채식
情趣	[qíngqù]	기분, 정서
情绪稳定	[qíngxù wěndìng]	안정된 정서
急躁	[jízào]	초조해 하다, 조바심을 내다
激动	[jīdòng]	감동하다, 감격하다
闷闷不乐	[mènmènbúlè]	마음이 답답하고 울적하다
锻炼活动	[duànliàn huódòng]	운동하다
遗传因素	[yíchuán yīnsù]	유전적 요소

饮食过量	[yǐnshí guòliàng]	과식
注意节食	[zhùyì jiéshí]	음식섭취에 주의하다
避免过胖	[bìmiǎn guòpàng]	비만에 주의하다
咸的	[xiánde]	짠 것, 짠 음식
油腻的	[yóunìde]	기름진
执著	[zhízhuó]	집착하다, 고집스럽다
自我放松	[zìwǒ fàngsōng]	스스로 정신적 긴장을 풀다, 여유를 가지다
省事	[shěngshì]	힘을 덜다
措施	[cuòshī]	조치
刺激	[cìjī]	자극하다
诱发	[yòufā]	유발하다, 야기하다
心绞痛	[xīnjiǎotòng]	협심증
心肌坏死	[xīnjī huàisǐ]	심근 괴사
心肌梗塞	[xīnjī gěngsè]	심근 괴사(심장 동맥 경화증으로 인해 혈액 순환이 제대로 되지 않아 심장 근육이 괴사하는 병)

표현연습

冠心病是中老年人的常见病和多发病。
관상동맥경화는 노인분께 자주 발생하는 노인발병률이 높은 질환입니다.

劳累或精神紧张时出现胸骨后或心前区闷痛。
지치거나 긴장했을 때, 가슴뼈 뒷부분 혹은 심장 앞부분이 답답한 증상이 나타납니다.

夜晚睡眠枕头低时，感到胸闷憋气。
잘 때 베개를 낮게 베면 가슴의 답답함을 느낍니다.

白天平卧时突然胸痛、心悸、呼吸困难。
낮에 누울 때 갑작스런 가슴 통증, 두근거림, 호흡곤란 증상이 나타납니다.

不要偏食，不要过量。
편식과 과식을 삼가세요.

要控制高胆固醇、高脂肪食物，多吃素食。
콜레스테롤, 고지방 섭취를 줄이고 야채를 많이 드세요.

生活要有规律，避免过度紧张。
규칙적으로 생활하고 과도한 긴장을 피하세요.

保持情绪稳定，不要急躁、激动或闷闷不乐。
정서적 안정감을 유지하고 초조함과 격한 감정, 답답함과 울적함을 피하세요.

平时不要吃咸的，油腻的。
평소에 짜고 기름진 음식을 피하세요.

要爱活动，性格不要执著，在情绪上要学习自我放松。
활동량을 늘리고 집착하는 성격을 버리세요. 여유를 갖고 긴장을 푸는 법을 배워야 합니다.

자주 나오는 질문

怎样早期发现患有冠心病?
어떻게 하면 관상동맥경화를 조기에 발견할 수 있나요?

睡眠时也有症状出现吗?
잠잘 때도 증상이 나타나나요?

冠心病可以遗传吗?
관상동맥경화는 유전되나요?

过胖的人会容易患冠心病吗?
과체중인 사람은 관상동맥경화증에 쉽게 걸리나요?

冠心病与天气有关吗?
관상동맥경화는 날씨와 관련이 있나요?

冠心病患者受寒冷的刺激会有什么样的症状?
관상동맥경화 환자가 찬 날씨에 노출되었을 때 어떤 증상이 나타날 수 있나요?

冠状动脉对心脏供血减少会诱发心绞痛吗?
관상동맥으로 인해 심장의 혈액공급이 줄어들면 협심증을 유발하나요?

如果心肌缺血很严重或持续时间很长, 会有什么症状?
만약 심장 혈액 부족이 심각해지거나 오랜 시간 지속되면 어떤 증상이 나타날 수 있나요?

연습문제

1. 冠心病의 설명 중 틀린 것을 고르세요.

(1) 中老年人的常见病
(2) 中老年人多发的病
(3) 年龄低的人的常见病

2. 冠心病과 관련이 없는 것을 고르세요.

(1) 胸闷　　(2) 心悸　　(3) 气短　　(4) 熟睡

3. 다음 단어의 뜻을 쓰세요.

(1) 胸闷憋气
(2) 心悸
(3) 心慌
(4) 气急

4. 冠心病 예방으로 알맞지 않는 것은?

(1) 不要偏食　　(2) 不要过量　　(3) 控制高胆固醇　　(4) 多吃肉食

5. 冠心病의 원인으로 적합하지 않은 것은?

(1) 遗传因素
(2) 饮食结构不合理
(3) 注意节食
(4) 缺乏体力活动

6. 冠心病환자가 추위의 자극을 받았을 경우의 설명으로 틀린 것은?

(1) 增加血液供应
(2) 血压上升
(3) 心率加快

학습정리

1.

1. 冠状动脉性心脏病简称冠心病

    1) 是冠状动脉粥样硬化而造成(95%-99%)。

    2) 另一种是冠状动脉狭窄、供血不足而引起的心肌机能障碍。

2. 冠心病症状表现在哪里? 胸腔

3. 除了有疼痛以外, 还有眩晕、气促、出汗、寒颤、恶心及昏厥。

4. 病因:供应心脏的冠状动脉管壁形成粥样斑块造成血管狭窄。

2.

1. 冠心病是中老年人的常见病和多发病。

2. (1) 夜晚睡眠枕头低时, 感到胸闷憋气。

    (2) 白天平卧时突然胸痛、心悸、呼吸困难。

    (3) 性生活或用力排便时出现心慌、胸闷、气急。

3. 预防：

    (1) 饮食方面：不要偏食, 不要过量。要控制高胆固醇、高脂肪食物, 多吃素食。

    (2) 生活方面： 生活要有规律, 避免过度紧张；保持足够的睡眠, 培养多种情趣；保持情绪稳定, 不要急躁、激动或闷闷不乐。

    (3) 保持适当的体育锻炼活动, 增强体质。

12주차

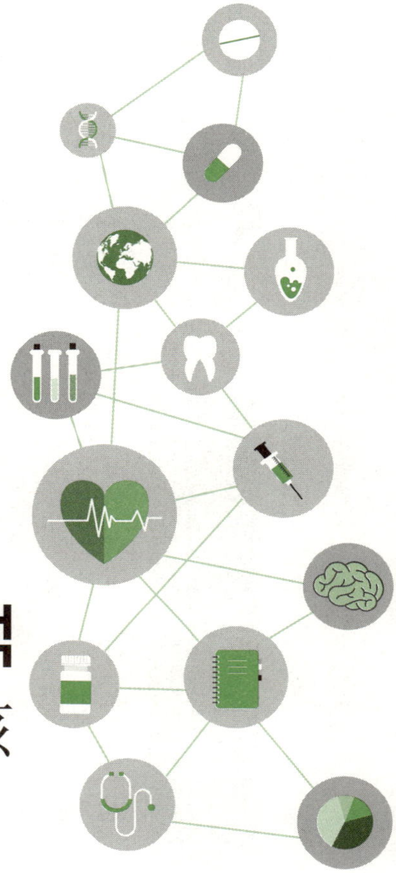

폐암 및 폐결핵
肺癌和肺结核

학습내용

폐암과 폐결핵에 대한 발병원인 및 치료에 대한 내용을 학습한다.

학습목표

폐암과 폐결핵에 대한 상식과 그에 따른 표현과 전문용어를 익힌다.

1강 폐암 및 폐결핵 肺癌和肺结核

▶▶▶ 통역브리프

50세가 넘은 중국인 왕선생이 한국 친구의 소개로 한국 병원에서 폐암 초기증상 이라는 진단을 받은 후 의사와 상담하는 내용이다.

의사	李先生您好, 您哪里不舒服?	이선생님, 안녕하세요. 어디가 불편하십니까?
환자	최근에 기침이 심해졌습니다. 기침할 때 가슴통증과 함께 가슴부위의 답답함이 느껴져요.	我最近咳嗽比较厉害､咳嗽有胸痛､气闷等症状。
의사	有没有发烧的症状和痰血?	열이 나거나 가래에 피가 섞이기도 하나요?
환자	최근에 미열이 있었어요. 약을 먹고 나면 잠시 좋아졌다가 또 다시 증상이 반복됩니다. 또 기침이 심할 때는 가래에 피가 조금 섞이기도 하고요.	最近有低热, 用药后暂时有好转, 但很快又会复发。还有如果咳嗽咳得厉害的话, 痰里还会有点见血。
의사	往往血与痰混合在一起, 间歇或断续出现。很多肺癌病人就是因痰血而就诊的。是不是肺癌, 我们得进一步检查。	종종 혈액과 가래가 섞이기도 하지요. 간헐적으로 나타나는 경우도 있고 지속적으로 나타나는 경우도 있습니다. 많은 폐암 환자분께서 피가 섞인 가래증상 때문에 병원에 찾아오시는데요. 폐암 여부에 대해서 검사를 한번 해보도록 하죠.
환자	폐암의 원인은 무엇인가요?	请问它的病因是什么?

의사	폐암의 발병원인은 아직까지 명확하게 알려지지 않았습니다. 그러나 연구자료에 따르면 폐암의 위험요소로 흡연(간접흡연 포함), 석면, 라돈, 비소, 이온화방사선 노출이 원인으로 꼽히고 있습니다.	肺癌的病因至今不完全明确，大量资料表明肺癌的危险因子包含吸烟(包括二手烟)、石绵、氡、砷、电离辐射等。
환자	我平时不吸烟。怎么会得肺病呢?	저는 평소에 흡연하지 않는데요. 어떻게 폐암에 걸릴 수 있나요?
의사	흡연뿐 아니라 대기오염과 업무환경 역시 폐암을 유발하는 원인이 될 수 있습니다. 우라늄, 라듐 등 방상선 물질 및 발암성 탄화수소의 장기간 노출 역시 폐암을 유발할 수 있고요. 가족유전이나 면역력기능저하, 내분비기능저하 등도 폐암의 원인이 될 수 있습니다.	不仅是吸烟，大气污染，职业因素也会导致肺癌。长期接触铀镭等放射性物质及致癌性碳氢化合物可诱发肺癌。家族遗传以及免疫机能降低内分泌功能失调也会导致肺癌。
환자	那么，我现在的症状算是肺癌吗?	그렇다면 지금 제가 폐암이 걸렸다고 말할 수 있는 건가요?
의사	제가 보기에는 폐암 초기증상으로 보입니다.	看来好像是肺癌的初期症状。
환자	肺癌初期症状发展下去会怎么样?	폐암 초기에서 더 진행되면 어떤 증상들이 나타나나요?
의사	목이 쉬는 증상이 바로 가장 흔한 증상으로 나타납니다. 얼굴 및 경부의 부종과 함께 호흡이 가빠지기도 합니다. 만약 암세포가 뼈까지 전이되면 골질이 파괴되고 뼈 통증도 함께 나타납니다. 일상생활에서 쉽게 골절 되죠.	声嘶是最常见症状。面、颈部水肿，气促。若癌症转移到骨，会导致骨质破坏，骨痛也随之产生。则日常活动中也极易发生骨折。

환자	听说肺癌也可以转移, 如果转移了会怎么样?	폐암도 전이된다고 하던데 전이되면 어떤 증상들이 생기나요?
의사	폐로부터 멀리 떨어진 부위까지 전이되거나 온몸으로 전이되었을 때 가장 흔하게 나타나는 증상이 바로 온 몸이 무기력해지고 이유 없이 몸이 수척해지는 것입니다. 이러한 증상은 식욕부진 증상보다 먼저 나타납니다. 음식을 더 많이 섭취한다고 해도 증상이 나아지지 않습니다. 마지막으로 가장 어려운 부분인데, 폐암이 척수까지 전이되어 통증을 유발하는 경우입니다. 이 경우, 암세포가 척수까지 전이될 수 있습니다. 이렇게 되면 먼저 요통증상이 나타나고 온 몸의 무기력증, 대소변 실금 증상이 나타나다가 결국 전이된 지점 이하로 몸이 마비되는 증상이 나타날 수 있습니다.	最常见的远处转移或全身转移症状是乏力、不明原因的消瘦。这往往发生于食欲下降之前, 增加食欲也无济于事。最后, 也是最棘手的, 肺癌转移到脊柱可引起疼痛, 癌症可进一步转移至脊髓。这将首先表现为背痛, 可有下肢无力、大小便失禁, 最终可导致转移点以下部位瘫痪。
환자	真可怕! 那么,我们什么时候做进一步检查?	정말 무섭네요! 그럼 저는 언제 검사를 받을 수 있나요?
의사	이틀 후 검사를 진행하도록 하겠습니다.	两天以后。

단어

咳嗽	[késou]	기침하다
胸痛	[xiōngtòng]	가슴통증
气闷	[qìmēn]	답답하다 고민하다
痰血	[tánxuè]	피가 섞인 가래
低热	[dīrè]	미열
复发	[fùfā]	재발하다, 다시 도지다
痰	[tán]	가래
肿瘤炎症	[zhǒngliú yánzhèng]	종양염증
坏死	[huàisǐ]	괴사
毛细血管	[máoxì xuèguǎn]	모세혈관
间歇	[jiànxiē]	간헐하다, 간헐적이다
断续	[duànxù]	단속적이다, 끊어졌다 이어졌다 하다
肺癌	[fèi'ái]	폐암
就诊	[jiùzhěn]	진찰받다, 치료받다
资料	[zīliào]	자료
危险因子	[wēixiǎn yīnzǐ]	위험인자
包含=包括	[bāohán]	포함하다
二手烟	[èrshǒuyān]	간접흡연, 2차흡연
石绵	[shímián]	석면
氡	[dōng]	라돈
砷	[shēn]	비소
电离辐射	[diànlí fúshè]	이온화 방사선
铀镭	[yóu léi]	우라늄과 라듐

放射性物质	[fàngshèxìng wùzhì]	방사선 물질
致癌性	[zhì'áixìng]	발암성 (물질)
碳氢化合物	[tànqīng huàhéwù]	탄화수소
诱发	[yòufā]	유발하다, 야기하다
家族遗传	[jiāzú yíchuán]	가족유전
免疫机能	[miǎnyì jīnéng]	면역기능
内分泌功能失调	[nèifēnmì gōngnéng shītiáo]	내분비기능 장애
声嘶	[shēngsī]	목이 쉬다
水肿	[shuǐzhǒng]	부종
气促	[qìcù]	호흡이 가빠지다
骨质破坏	[gǔzhì pòhuài]	골질파괴
骨折	[gǔzhé]	골절
转移	[zhuǎnyí]	전이하다, 옮기다
乏力	[fálì]	기력, 힘이 없다
消瘦	[xiāoshòu]	몸이 여위다, 수척해지다
食欲下降	[shíyù xiàjiàng]	식욕이 떨어지다
无济于事	[wújìyúshì]	소용이 없다, 아무런 도움이 안 된다
棘手	[jíshǒu]	골치 아프다, 애먹다
脊柱	[jǐzhù]	척추
脊髓	[jǐsuǐ]	척수
背痛	[bèitòng]	요통, 허리통증
下肢无力	[xiàzhī wúlì]	무기력하다, 힘이 없다
大小便失禁	[dàxiǎobiàn shījìn]	대소변 실금
瘫痪	[tānhuàn]	마비

표현연습

我最近咳嗽有胸痛、气闷等症状。
최근 기침할 때 가슴통증과 함께 가슴이 답답한 증상이 느껴집니다.

用药后暂时有好转，但很快又会复发。
약을 먹으면 잠시 좋아졌다가 또다시 증상이 반복됩니다.

痰里还会有点见血。
가래에 조금 피가 섞여 나옵니다.

很多肺癌病人就是因痰血而就诊的。
많은 폐암 환자분은 피가 섞인 가래증상 때문에 병원으로 오셔서 진찰받습니다.

不仅是吸烟，大气污染，职业因素也会导致肺癌。
흡연 뿐 아니라 대기오염, 직업적 환경 역시 폐암을 유발하는 원인입니다.

声嘶是肺癌最常见症状。
목이 쉬는 증상은 가장 흔한 폐암 증상입니다.

最棘手的，肺癌已发生脊柱的转移。
가장 어려운 부분은 폐암이 척추부위까지 전이되는 것입니다.

下肢无力、大小便失禁，最终可导致转移点以下部位瘫痪。
온몸의 무기력증과 대소변 실금증상이 나타나고 결국 전이점 이하 부분이 마비됩니다.

자주 나오는 질문

有没有发烧的症状和痰血?
미열이나, 가래에 파가 섞여 나오는 증상이 있습니까?

如果咳嗽咳厉害, 痰里会见血吗?
기침이 심하다면 가래에 피가 섞여 나옵니까?

肺癌的病因是什么?
폐암의 발병원인은 무엇입니까?

平时不吸烟也能得肺癌吗?
평소 흡연을 하지 않더라도 폐암에 걸릴 수 있습니까?

长期接触铀镭等放射性物质可诱发肺癌吗?
우라늄, 라듐 등 방사성 물질의 장기간 노출은 폐암은 유발할 수 있습니까?

免疫机能降低内分泌功能失调也会导致肺癌吗?
면역력 기능저하와 내분비 기능저하 역시 폐암을 유발 할 수 있습니까?

最常见的全身转移症状是什么?
온몸으로 전이되었을 때 가장 흔하게 나타나는 증상은 무엇입니까?

肺癌可进一步转移至脊髓吗?
폐암이 척수로까지 전이될 수 있습니까?

연습문제

1.다음 폐암의 초기증상이 아닌 것은?

(1) 咳嗽　(2) 胸痛　(3) 头昏　(4) 痰血

2. 폐암의 발병원인과 거리가 먼 것은?

(1) 吸烟　(2) 石绵　(3) 电离辐射　(4) 骨质破坏

3. 폐암을 유발하는 원인이 아닌 것은?

(1) 免疫机能增强
(2) 大气污染
(3) 长期接触铀镭等放射性物质
(4) 家族遗传

4. 폐암의 증상 중 흔히 볼 수 있는 것이 아닌 것은?

(1) 声嘶　(2) 消瘦　(3) 气促　(4) 食欲旺盛

5. 다음 문제를 듣고 맞으면 (○), 틀리면 (×)하세요.

(1) 肺癌初期症状发展下去会出现声嘶症状
(2) 长期接触铀镭等放射性物质可诱发肺癌
(3) 肺癌不可进一步转移至脊髓
(4) 不仅是吸烟, 大气污染, 职业因素也会导致肺癌

6. 다음 단어의 뜻을 쓰세요.

(1) 气闷
(2) 脊髓
(3) 瘫痪
(4) 无济于事
(5) 棘手

2강 폐암 및 폐결핵 肺癌和肺结核

▸▸▸ 통역브리프

50세가 넘은 중국인 왕선생이 한국 친구의 소개로 한국 병원에서 폐결핵 초기증상 이라는 진단을 받은 후 의사와 상담하는 내용이다.

의사	检查结果怀疑您有肺结核的症状。	검사결과, 폐결핵으로 의심됩니다.
환자	폐결핵이 무엇인가요?	什么是肺结核?
의사	结核病是由结核杆菌感染引起的慢性传染病。结核菌可能侵入人体全身各种器官, 但主要侵犯肺脏, 称为肺结核病。	폐결핵은 결핵균의 감염으로 인해 발생하는 만성 감염 질환입니다. 결핵균이 온몸과 장기로 침투할 수 있는데 그 중에서 폐에 침투하면 이것이 바로 폐결핵입니다.
환자	폐결핵이 감염을 유발한다고 하던데요. 맞나요?	听说肺结核会引起感染, 是吗?
의사	结核病还是一种人畜共患的传染病。有了传染源, 结核菌还必须通过一定途径才能传染给别人。所以结核病是一个公共卫生问题。	폐결핵은 사람과 가축이 모두 걸릴 수 있는 감염질환입니다. 감염원이 존재하죠. 결핵균은 반드시 일정한 경로를 통해서만 다른 사람을 감염시킬 수 있습니다. 그렇기 때문에 결핵질환은 일종의 공공보건문제인 셈입니다.
환자	폐결핵은 어떤 경로를 통해서 다른 사람에게 감염되나요?	它是经过什么途径传染给别人?
의사	肺结核病人主要通过咳嗽或打喷嚏等把含有结核菌散播于空气中, 健康人吸入含有结核菌可受到结核菌的感染。	폐결핵 환자의 기침이나 재채기 등을 통해 결핵균이 공기로 퍼지게 되었을 때, 건강한 사람이 결핵균이 있는 공기를 들이마시면 바로 감염되는 것이죠.

환자	폐결핵은 어떤 증상이 있나요?	肺结核有什么样的症状?
의사	肺结核患者常有一些结核中毒症状，其中发热最常见，一般为午后37.4℃~38℃的低热，可持续数周，热型不规则，部分患者伴有脸颊、手心、脚心潮热感。其他全身症状还有疲乏无力、消瘦、失眠、月经失调甚至闭经等。	폐결핵 환자는 주로 결핵중독 증상을 보입니다. 그 중 발열이 가장 흔한 증상이죠. 일반적으로 37.4도~38도 정도의 미열증상을 보이며 그 증상이 1주일간 지속될 수 있습니다. 발열형태는 규칙적이지 않습니다. 일부 환자는 뺨과 손바닥, 발바닥에 발열 증상이 주기적으로 나타나는 느낌을 받습니다. 다른 전신증상으로는 무기력증, 수척해짐, 불면증, 월경 주기 불규칙 혹은 폐경 등이 있습니다.
환자	저는 요즘에 밤새 식은땀을 흘리거나 자면서 땀 분비량이 많아져 옷이 다 젖을 정도입니다. 잠에서 깨면 땀이 더 이상 나지 않고요. 전체적으로 몸이 많이 허해졌다는 느낌을 받습니다. 기침이 3주 이상 지속되기도 해요.	我最近夜间盗汗，熟睡时出汗，几乎湿透衣服，觉醒后汗止，感觉身体虚弱。还有咳嗽三周以上了。
의사	结核患者常见的中毒症状是咳嗽伴痰血，肺结核患者以干咳为主。当结核坏死灶累及肺毛细血管壁时，可出现痰中带血，会咯血。	결핵 환자에게 흔히 나타나는 중독 증상이 바로 피가 섞인 기침이 나온다는 것입니다. 이런 기침은 대부분 마른 기침이고요. 응고된 결핵괴사가 모세혈관벽까지 미치면 피가 섞인 가래가 나오고 각혈증상으로 이어집니다.
환자	어떻게 하면 다른 사람에게 전염되지 않도록 예방할 수 있을까요?	如何预防传染家人及朋友?

의사	肺结核患者要注意和家人隔离，患者用过的食具、衣物等耐热物煮沸消毒，煮沸时间为10~15分钟。患者用过的衣物要经常清洗并在太阳下曝晒，以达到杀死结核菌的目的。	폐결핵 환자는 우선 가족과 격리되어야 합니다. 환자가 사용하는 식기, 옷 등 내열성이 있는 물건들을 팔팔 끓는 물에 10-15분 정도 소독해야 합니다. 환자가 입은 옷은 자주 세탁하거나 햇빛에 말려 결핵균을 모두 멸균해야 합니다.
환자	폐결핵은 어떻게 치료해야 하나요?	如何治疗肺结核?
의사	如果得了肺结核要接受按疗程完成的正规治疗，如果不按照正规疗法治疗可能转化为难治的耐药结核。	주기적으로 정해진 치료일정에 맞게 치료를 받으셔야 합니다. 만일 규칙적인 치료를 받지 않으시면 치료하기 어려운 내약성 결핵으로 발전할 수 있으니 주의하셔야 합니다.

단어

肺结核	[fèijiéhé]	폐결핵
结核杆菌	[jiéhé gǎnjūn]	결핵균
肺脏	[fèizàng]	폐, 허파
人畜共患	[rénchù gònghuàn]	사람과 가축 모두에게 질병이 나타나다
途径	[tújìng]	경로, 방법, 수단
打喷嚏	[dǎpēntì]	재채기 하다
散播	[sànbō]	퍼트리다
中毒症状	[zhòngdú zhèngzhuàng]	중독 증상
脸颊	[liǎnjiá]	뺨, 볼
脚心	[jiǎoxīn]	발바닥
潮热感	[cháorègǎn]	밀물, 썰물처럼 주기적으로 증상이 나타나는 느낌
夜间盗汗	[yèjiān dàohàn]	밤사이 식은 땀을 흘리다.
伴痰血	[bàntánxuè]	가래 중 절반이 피와 함께 섞여 나오다
干咳	[gānké]	마른 기침을 하다
坏死灶	[huàisǐ zào]	괴사된(응고된) 결핵
累及	[lěijí]	연루시키다, 끌어들이다
咯血	[kǎxiě]	각혈
隔离	[gélí]	분리, 격리
耐热物	[nàirèwù]	내열성을 있는 물질
煮沸消毒	[zhǔfèi xiāodú]	펄펄 끓여 소독하다
曝晒	[pùshài]	햇빛을 쬐다
疗法	[liáofǎ]	치료법, 요법
耐药	[nàiyào]	내약성

표현연습

结核病是由结核杆菌感染引起的慢性传染病。
결핵은 결핵균 감염으로 인해 발생하는 만성 감염 질환입니다.

结核病还是一种人畜共患的传染病。
결핵은 사람과 가축 모두 걸릴 수 있는 감염 질환입니다.

肺结核患者常有一些结核中毒症状。
폐결핵 환자는 흔히 결핵중독증상을 보입니다.

全身症状还有疲乏无力、消瘦、失眠、月经失调甚至闭经。
전신에 나타나는 증상으로는 무기력증, 수척해짐, 불면증, 불규칙한 월경, 혹은 폐경 등이 있습니다.

肺结核患者要注意和家人隔离。
폐결핵 환자는 가족과 격리되어야 합니다.

患者用过的食具、衣物等耐热物煮沸消毒。
환자가 사용한 식기, 옷 등 내열성이 있는 물질은 펄펄 끓는 물에 소독해야 합니다.

患者用过的衣物要经常清洗并在太阳下曝晒。
환자가 사용한 옷은 자주 세탁하거나 햇빛에 말려야 합니다.

得了肺结核要接受按疗程完成的正规治疗。
폐결핵을 앓는 환자는 주기적으로 정해진 치료일정에 맞추어 치료받아야 합니다.

자주 나오는 질문

肺结核会引起感染吗?
폐결핵은 감염되나요?

肺结核经过什么途径传染给别人?
폐결핵은 어떤 경로를 통해 다른 사람에게 감염되나요?

肺结核有什么样的症状?
폐결핵은 어떤 증상으로 나타나나요?

夜间有盗汗吗?
밤에 식은 땀이 나나요?

您咳嗽伴痰血吗?
기침하실 때 피가 섞인 기침이 나오나요?

如何预防传染家人及朋友?
다른 사람을 감염시키지 않도록 어떻게 예방할 수 있을까요?

如何治疗肺结核?
어떻게 폐결핵을 치료하나요?

연습문제

1. 다음 문제를 듣고 맞으면 (○), 틀리면 (×)하세요.

(1) 结核病是由结核杆菌感染引起的慢性传染病。

(2) 结核菌可能侵入人体全身各种器官，但主要侵犯心脏。

(3) 结核病还是一种人畜共患的传染病。

2. 폐결핵이 전염되는 경로가 아닌 것은?

(1) 咳嗽　　(2) 打喷嚏　　(3) 握手

3. 폐결핵의 증상이 아닌 것은?

(1) 低热　　(2) 疲乏无力　　(3) 消瘦　　(4) 止汗

4. 다음 단어의 뜻을 쓰세요.

(1) 咳嗽

(2) 伴痰血

(3) 咯血

5. 폐결핵이 전염되는 경로가 아닌 것은?

(1) 隔离　　(2) 食具、衣物清洗　　(3) 接受正规疗法

학습정리

1.

*肺癌的病因：不完全明确,

1) 吸烟、
2) 大气污染、
3) 职业因素会导致肺癌
4) 长期接触铀镭等放射性物质
5) 致癌性碳氢化合物
6) 家族遗传
7) 免疫机能降低内分泌功能失调

*肺癌初期症状发展下去会出现：声嘶、面颈部水肿、气促。
*肺癌全身转移症状：乏力、消瘦、食欲下降。
*肺癌转移到脊柱：背痛、下肢无力、大小便失禁, 转移点以下部位瘫痪。

2.

*肺结核病是由结核杆菌感染引起的慢性传染病。侵入人体各种器官, 但主要侵犯肺脏。
*结核病还是一种人畜共患的传染病。
*肺结核主要通过咳嗽或打喷嚏感染。
*肺结核症状：

1) 低热: 可持续数周
2) 疲乏无力、消瘦、失眠、月经失调甚至闭经。
3) 夜间盗汗, 熟睡时出汗。
4) 咳嗽,咯血。

*预防：隔离
用过的食具、衣物等煮沸消毒。
*治疗：按疗程完成的正规治疗

13주차

복습주차

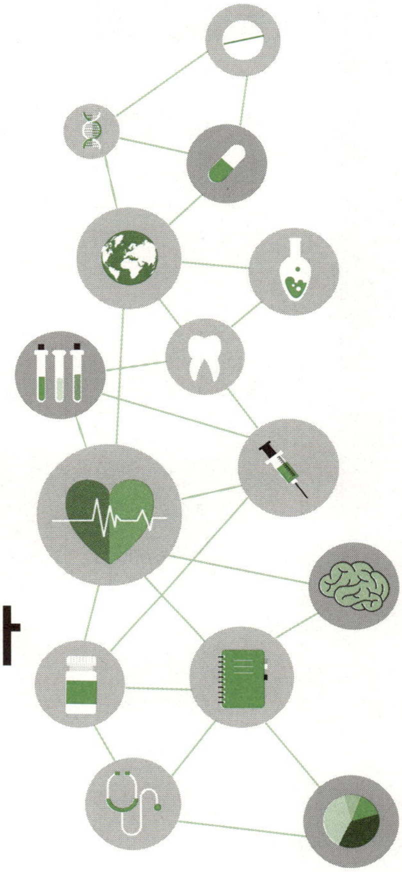

학습내용

9,10,11,12주차에서 배운 핵심내용들을 문제풀이와 듣기 위주로 학습한다.

학습목표

암 증상 설명, 치료, 그리고 예방에 대한 내용들을 학습한다.

9주차(1, 2강)

● 다음 문장이 무엇을 설명하는지 설명하는 것을 중국어로 쓰세요.

A: 您好? 最近怎么样? 怀孕初期(　　)会很严重, 几乎吃不下饭。
B: (　　)好多了。有点头晕。

● 다음 내용을 듣고 질문에 답하세요.

A: 产前检查主要是检查什么?
B: 产检的目的是看您的孕期进程是否顺利, 是否出现并发症, 以及是否有高血压等问题。并给你提供有助于您和宝宝健康的信息。

1) 산전검사의 주요 내용이 아닌 것은?
(1) 합병증이 있는지를 검사
(2) 혈압이 높은지를 검사
(3) 아이의 건강과 성별검사

● 다음 내용을 듣고 질문에 답하세요.

A: 产前检查常规项目有哪些?
B: 在每一次产前检查时, 医生都会询问胎儿的情况, 并记录您的体重、血压, 有无浮肿, 测量宫高、腹围, 检查宝宝的胎位；听胎心；进行血、尿化验, 并做B超或胎心监护等辅助诊断。

1) 산전검사 시 실시하지 않는 검사는?
(1) 초음파　(2) 부종　(3) 복부둘레　(4) 자궁둘레

● 다음 내용을 듣고 질문에 답하세요.

A: 为什么会贫血?

B: 因为在血球不变的情况下, 血浆的增多会导致血液变稀, 这就会产生贫血。生产时会流很多血, 所以要多注意一下。服用铁剂期间请不要喝茶。茶的成分会影响铁的吸收, 所以最好不喝。

1) 혈이 생기는 이유로 맞는 것은?

(1) 철분과잉으로

(2) 차를 많이 마시기 때문에

(3) 혈장의 증가로 혈액이 묽어져서

(4) 혈장의 증가로 혈액의 농도가 증가해서

● 다음 내용을 듣고 질문에 답하세요.

A: 分娩的征兆有哪些?

B: 随着分娩的临近, 你可能会排出少量稠厚的粘液, 这些粘液可能带血(可能是棕色、粉红色或红色的), 因此叫做"见红"。或者羊水破裂。如果羊膜破裂, 液体会通过子宫颈和阴道流出来。

1) 분만의 징조에 대한 설명으로 틀린 것은?

(1) 会排出稠厚的粘液

(2) 见红

(3) 贫血

● 다음 내용을 듣고 어떤 분만 방식에 해당하는지를 쓰세요.

1) 自然地等待阵痛的到来而分娩的方式是什么分娩方式?

2) 选择用阴道分娩的方式无法把宝宝顺利生出来的时候, 紧急采用的分娩方式是什么?

3) 对痛感过于恐惧, 以及高血压、心脏病等身体不能承受过度压力的产妇所选择的分娩方式是什么?

10주차(1, 2강)

● 다음 내용을 듣고 질문에 답하세요.

癌症是一个恶性肿瘤，癌细胞的特点是无限制、无止境地增生，
使患者体内的营养物质被大量消耗；癌细胞释放出多种毒素，使人体产生一系列症状。

1) 위의 내용 중 암세포의 특징이 아닌 것은?

(1) 无限制地增生

(2) 无止境地增生

(3) 患者体内的营养物质被大量消耗

(4) 癌细胞释放出多种臭味

● 다음 내용을 듣고 질문에 답하세요.

A: 如何诊断癌症?

B: 癌细胞可用手在体表或深部触摸到。恶性肿瘤包括癌的肿块生长迅速，表面不平滑，不易推动；良性肿瘤则一般表面平滑，像鸡蛋和乒乓球一样容易滑动。

1) 악성종양에 대한 설명으로 틀린 것은?

(1) 肿块生长慢

(2) 表面不平滑

(3) 不易推动

● 다음 내용을 듣고 질문에 답하세요.

癌组织侵犯血管或癌组织小血管破裂会产生出血。如病人咯血，痰中带血；
胃、结肠、食管癌则可便血。

1) 가래에 피가 섞여 나오는 암은?

(1) 食管癌　　(2) 结肠癌　　(3) 肺癌　　(4) 胃癌

2) 혈변으로 판단하는 암이 아닌 것은?

(1)胰脏癌　(2) 胃癌　(3) 结肠癌　(4) 食管癌

● 다음 내용을 듣고 질문에 답하세요.

A: 胃癌的早期症状如何?

B: 突然出现原因不明的消化不良症状, 突出的表现为食欲迅速下降、食后腹部饱胀感及不适感, 同时, 体重明显降低。或者, 过去没出有胃痛的人, 突然出现反复的胃痛等。

1) 아래 문장을 보고 위의 내용과 일치하면 (O), 일치하지 않으면 (X)하세요.

(1) 消化不良

(2) 食欲迅速下降

(3) 体重明显增加

(4) 出现反复的胃痛

(5) 腹部有饱胀感

● 다음 내용을 듣고 질문에 답하세요.

A: 什么样的人比较容易患上癌症?

B: 有癌症家族性和遗传性疾病的人群, 患有与癌有关疾病的人群, 像长期患有慢性胃炎、乙型肝炎等的患者。长期吸烟的人群易患肺癌、胃癌。长期酗酒者易患食管癌、肝癌。

1) 장기 흡연자가 쉽게 걸리지 않은 암은?

(1) 胃癌　(2) 肺癌　(3) 食管癌

2) 장기 음주자가 쉽게 걸리지 않은 암은?

(1) 肺癌　(2) 食管癌　(3) 肝癌

● 다음 내용을 듣고 질문에 답하세요.

A: 那么, 患有胃癌的患者应注意些什么?
B: 不吃熏制或腌制的食物, 这些食物中含有一种可能导致胃癌和食道癌的化学物质。
不吸烟, 不酗酒。多吃新鲜蔬菜, 控制肉类食物摄入量, 控制体重,
这样可以减少癌症的发病率。

1) 위암을 예방하는 것과 관련이 없는 것을 고르세요.
(1) 不吃熏制或腌制的食物
(2) 少吸烟, 少酗酒
(3) 多吃新鲜蔬菜
(4) 控制体重

2) 위암 환자들이 훈제와 절인 음식을 먹지 말아야 하는 이유는?
(1) 암을 유발하는 화학물질이 있기 때문
(2) 위암과 식도암을 유발한다
(3) 위에 큰 부담을 준다

11주차 (1, 2강)

● 다음 내용을 듣고 질문에 답하세요.

A: 除了胸腔有疼痛以外, 还有其他的症状吗?
B: 冠心病的其他症状有眩晕、气促、出汗、寒颤、恶心及昏厥。严重患者可能因为心力衰竭而死亡。

1) 관상동맥경화증의 기타 증상이 아닌 것을 고르세요.
(1) 眩晕 (2) 气促 (3) 寒颤 (4) 背痛

2) 관상동맥경화증에 대한 설명으로 틀린 것을 고르세요.
(1) 숨이 고르다

(2) 흉통이 가장 일반적인 증상이다

(3) 증상이 심각하면 사망에 이른다

(4) 기력이 쇠약해진다

● 다음 내용을 듣고 질문에 답하세요.

A: 冠心病的病因是什么?

B: 供应心脏的冠状动脉管壁形成粥样斑块造成血管狭窄而导致的疾病, 本病病因尚未清楚, 但认为与高血压、高脂血症、糖尿病、内分泌功能低及年龄大等因素有关。

1) 관상동맥경화증의 기타 증상이 아닌 것을 고르세요.

(1) 고혈압 (2) 당뇨병 (3) 혈청 (4) 고지혈증

2) 관상동맥 경화증에 대한 설명으로 옳으면 (O), 틀리면 (X)하세요.

(1) 冠状动脉管壁形成粥样斑块造成的疾病

(2) 血管狭窄而导致的疾病

(3) 年龄大发病率高

(4) 内分泌功能高发病率也高

● 다음 내용을 듣고 질문에 답하세요.

A: 睡眠时也有症状出现吗?

B: 夜晚睡眠枕头低时, 感到胸闷憋气, 需要高枕感到舒适的人;熟睡、或白天平卧时突然胸痛、心悸、呼吸困难, 需立即坐起或站立才能缓解的人。还有性生活或用力排便时出现心慌、胸闷、气急或胸痛不适的人。

1) 관상동맥경화증의 증상으로 틀린 것은?

(1) 胸闷憋气 (2) 熟睡 (3) 心悸 (4) 心慌

2) 관상동맥 경화증 환자의 증상과 관련이 없는 것은?

(1) 높은 베개를 선호한다

(2) 가슴이 답답하다

(3) 호흡곤란이 일어서거나 앉아야 한다

(4) 성생활이 안된다.

● 다음 내용을 듣고 질문에 답하세요.

A: 怎么去预防呢?
B: 不要偏食, 不要过量。要控制高胆固醇、高脂肪食物, 多吃素食。同时要控制总热量的摄入, 限制体重增加。

1) 관상동맥경화증 환자가 주의해야할 사항이 아닌 것은?

(1) 控制高胆固醇 (2) 限制体重增加 (3) 摄入高脂肪食物

● 다음 내용을 듣고 질문에 답하세요.

A: 我平时工作压力很大。这也有影响吗?
B: 生活要有规律, 避免过度紧张；保持足够的睡眠, 培养多种情趣；保持情绪稳定, 不要急躁、激动或闷闷不乐。还有保持适当的体育锻炼活动, 增强体质。

1) 관상동맥경화증 예방으로 적절치 않은 것은?

(1) 긴장을 피해야 한다

(2) 적당한 운동이 필요하다

(3) 몸 보충을 많이 해야 한다

2) 다음 한국어와 중국어의 뜻이 맞는 것끼리 이으세요.

1) 保持情绪稳定	정서안정
2) 闷闷不乐	조급하고 흥분하다
3) 急躁、激动	우울하다

● 다음 내용을 듣고 질문에 답하세요.

A: 还有冠心病与天气有关系吗?
B: 冠心病患者受寒冷的刺激, 会使血压上升, 心率加快, 冠状动脉不能根据心脏的需要增加血液供应。而且经口和鼻吸入的冷空气还可引起冠状动脉收缩, 对心脏供血减少。诱发心绞痛。如果心肌缺血很严重或持续时间很长, 则发生心肌坏死, 这就造成心肌梗塞。

1) 관상동맥경화증 환자가 찬공기를 마셔서 나타나는 증상이 아닌 것은?

(1) 血压上升 (2) 心率加快 (3) 增加血液供应 (4) 冠状动脉收缩

2) 다음 원인과 결과가 서로 맞지 않은 것은?

(1) 受寒冷的刺激-心脏需要增加血液供应
(2) 受寒冷的刺激- 心率加快
(3) 心肌缺血很严重-心肌梗塞
(4) 对心脏供血增加-诱发心绞痛

12주차(1, 2강)

● 다음 내용을 듣고 질문에 답하세요.

A: 我平时不吸烟。怎么会得肺病呢?
B: 不仅是吸烟, 大气污染, 职业因素也会导致肺癌。长期接触铀镭等放射性物质及致癌性碳氢化合物可诱发肺癌。家族遗传以及免疫机能降低内分泌功能失调也会导致肺癌。

1) 폐암의 원인과 상관 없는 것은?

(1) 흡연 (2) 방사성물질 (3) 유전적 요소 (4) 수소 화합물

2) 다음 화학원소의 뜻을 쓰세요.

(1) 铀 (2) 镭 (3) 碳 (4) 氢

● 다음 내용을 듣고 질문에 답하세요.

A: 听说肺癌也可以转移, 如果转移了会怎么样?
B: 肺癌全身转移症状是乏力、不明原因的消瘦。增加食欲也无济于事。最后, 也是最棘手的, 肺癌转移到脊柱可引起疼痛, 癌症可进一步转移至脊髓。这将首先表现为背痛, 可有下肢无力、大小便失禁, 最终可导致转移点以下部位瘫痪。

1) 다음 한국어와 중국어의 뜻이 맞는 것끼리 이으세요.

乏力	수척해지다
消瘦	마비되다
无济于事	척수
瘫痪	무기력해지다
脊髓	소용없다

2) 폐암이 척추까지 전이되면 나타나는 증상이 아닌 것은?

(1) 腰痛
(2) 下肢无力
(3) 大小便失禁
(4) 转移点以下部位瘫痪

● 다음 내용을 듣고 질문에 답하세요

A: 什么是肺结核?
B: 结核病是由结核杆菌感染引起的慢性传染病。结核菌可能侵入人体全身各种器官, 但主要侵犯肺脏, 称为肺结核病。

1) 폐결핵에 대한 설명으로 틀린 것은?

(1) 결핵균에 의해 감염
(2) 급성전염병
(3) 결핵균이 폐에 침투

2) 다음 단어의 뜻을 한국어로 쓰세요.

(1) 咳嗽　　(2) 打喷嚏　　(3) 结核菌

● 다음 내용을 듣고 질문에 답하세요.

A: 肺结核有什么样的症状?

B: 肺结核患者常有一些结核中毒症状, 其中发热最常见, 一般为午后37.4℃~38℃的低热, 可持续数周, 热型不规则, 部分患者伴有脸颊、手心、脚心潮热感。其他全身症状还有疲乏无力、消瘦、失眠、月经失调甚至闭经等。

1) 폐결핵의 중독 증상이 아닌 것은?

(1) 발열　　(2) 무기력　　(3) 숙면

2) 다음 폐결핵의 증상 설명으로 틀린 것을 고르세요.

(1) 高热可持续数周

(2) 脚心潮热感

(3) 疲乏无力

(4) 消瘦

● 다음 내용을 듣고 질문에 답하세요.

A: 我最近夜间盗汗, 熟睡时出汗, 几乎湿透衣服, 觉醒后汗止, 感觉身体虚弱。还有咳嗽三周以上了。

B: 结核患者常见的中毒症状是咳嗽伴痰血, 肺结核患者以干咳为主。当结核坏死灶累及肺毛细血管壁时, 可出现痰中带血, 会咯血。

1) 폐결핵 증상으로 틀린 설명은?

(1) 夜间盗汗　　(2) 感觉身体虚弱　　(3) 熟睡时汗止

2) 폐결핵 환자에게 가장 흔히 볼 수 있는 중독증상이 아닌 것은?

(1) 咳嗽伴痰血　　(2) 咯血　　(3) 血中带痰　　(4) 干咳

연습문제 정답

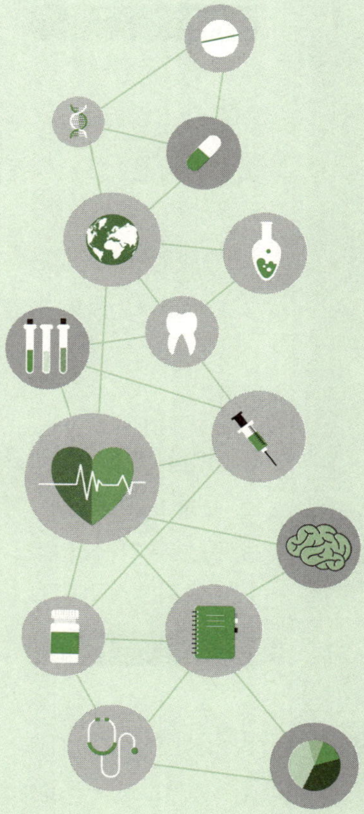

1주차

1강

1. 건강검진：体检/ 뇌졸중：脑中风/ MRI：核磁共振/ 소변검사：尿检/ 복부초음파: 腹部超声波
2. ① 我的爷爷死于肝癌。
3. 1) 估计 / 2)脱掉, 拿掉/ 3)先, 血检, 然后, 再

2강

1. 갑상선 결절: 甲状腺结节/ 악성: 恶性/ 식도: 食道/ 암: 癌症
2. ① 最好禁酒禁烟。
3. ③ 모든 갑상선 결절이 모두 암인 것은 아닙니다

2주차

1강

1. 이메일- 邮件 / 외래진료- 门诊 / 유방암- 乳房癌 / 자문- 咨询 / 체류하다- 滞留
2. ② 我立刻发给您。
3. ② 我帮您约后天早上10点钟, 可以吗?
4. ① A-D-B-C
5. ① A-D-B-C

2강

1. ② 검사결과에 따라 수술여부를 판단한다
2. 1. 住院 2. 病房 3. 核磁共振
3. 诊断 / 接受 / 住院, 出院 / 缴纳 / 咨询 / 填写

3주차

1강

1. 패스워드 密码 / 머리 맡 床头 / 호스피스 陪护 / 병원침대 病床/ 단추 钮
2. 1) 您有贵重物品保管在物品箱里。
   2) 住院期间希望您每日三餐尽量吃医院提供的饭菜。
   3) 请在手术同意书上写上自己的名字并签字。

2강

1. 보증금 押金 / 면력역 免疫力 / 진료 诊疗 / 퇴원 出院
2. ③ 나머지 금액은 퇴원시 창구에서 받을 수 있다
3. 1) 为了提高免疫力应摄取营养丰富的食物。
   2) 建议您回国以后一定要接受定期检查

4주차

1주차(1, 2강)

1. 1) (2) 건강검진
   2) (2) 대장내시경검사
2. 1) (1) 150만 원/ 4-5시간
3. 1) (2) 소변검사- 피검사-MRI검사- 안압검사
   2) (2) 갑상선 결절
   3) (2) 갑상선세침검사
4. 1) (1) 没有症状
   2) (1) 呼吸困难
   3) (2)要切除息肉

2주차(1, 2강)

1. (3) 我帮您约后天早上10点钟。

2. 1) 请问你们医院为外国人提供预约酒店的服务吗?

2) 您可以帮我约离医院附近的酒店吗?

3. 1) (2)진료예약과 호텔예약에 관한 내용

 2) (1)항편번호, 도착시간

4. 1) (1) 乳房癌

 2) (2) 乳房X射线-乳房超声波检查-组织检查

5. 1) 病房, 核磁共振, 骨扫描

 2) 洗漱用品, 外套, 填写, 缴纳

3주차(1, 2강)

1. 住院手续/ 病床 / 家属/ 密码的/ 陪护

2. 1) 提供/ 2) 写上, 签字 3) 办理

3. 1) (2) 혈액을 응고시킨다

 2) (3) 침대머리와 화장실의 빨간 버튼을 누르다

4. 1) 不用太担心 너무 걱정하지 마세요

 2) 病情会好转 곧 좋아 지실거예요

 3) 您受苦了 고생하셨어요

 4) 请慢走 살펴가세요

 5) 愿您早日康复 건강하시길 기원할게요

 6) 尽量不要动 움직이지 마세요

5. 1) (3) 摄取营养丰富的食物

 2) (4) 缴费

 3) (4) 手术同意书

5주차

1강

1. 음식물찌꺼기/ 침 또는 타액/ 광물질/ 침전물/ 치석
2. 1) 牙结石 2) 牙周病 3) 牙周病 4) 刷牙 5) 洗牙
3. ① 专家们一般建议每半年洗一次牙结石。
4. ② 牙周病严重了会怎样呢?
5. ③ 磨牙
6. 3) 牙结石像牙菌斑一样用牙刷可以除去。
7. 3) 洗牙不能减轻牙周炎的疾病。
8. 3) 专家们一般建议每一年洗一次牙较好。

2강

1. 1) 입틈/ 2) 잇몸/ 3) 니코친착색/ 4) 치과/ 5) 이차미백/ 6) 치아변색/ 7) 불소침착
2. 1), 2), 3), 6)
3. 3) 洗牙后会发炎。
4. 2) 去口腔医院洗完牙, 牙齿就会美白。

6주차

1강

1. 1) 牙菌斑 2) 牙龈 3) 洗牙 4) 免疫力
2. 1) 牙周病/ 牙槽骨/ 2) 牙齿松动/ 3) 牙菌斑/ 牙石/ 牙龈炎/ 4) 刮治
3. 1) O 2) O 3) X 4) O
4. 1) 没有明显的症状。
5. 2) 含糖食品。不抽烟, 少喝酒。

2강

1. 교정기牙套/ 레진树脂/ 윗턱 上颚 / 송곳니虎牙
2. 1)例如空间不足的问题也不一定要拔牙才能解决。
   2)有些人不想让矫正器太明显而影响美观。

3) 我们人类的牙齿是不断地会移动的。

4) 希望这些牙齿一辈子固定而不移动是“不可能”的。

3. 3) 虎牙做矫正一定要拔掉。

4. 3) 选择树脂矫正器。

5. 3) 价格很贵。

7주차

1강

1. 1) (2) 邻牙

2) (2) 局部麻醉

3) (2) X光检查-麻醉-钻孔-植入人工压根-缝合伤口

4) (1) 2次

5) (1) 植入种植体的牙肉上面

6) (1) 牢靠

7) (2) 有异物感的感觉

2. (2) 有牙周炎的人。

4. (1) 种植牙在口腔内感觉不舒服, 不会有异物感

2강

1. 邻牙-옆 치아 / 牙槽骨-치조골 / 恒牙-영구치 / 缺失牙-결손 치아 / 唾液-타액 / 血丝-핏발, 피 / 棉球-소독용 솜

2. (2) 价格贵

3. (4) 失败率非常高

4. (3)食用过硬或过烫的食物

5. 1) 种植牙能修复恒牙缺失, 重建咀嚼功能。

6. 3) 治好口腔内严重炎症的患者。

7. 2) 手术后饮酒、吸烟。

8주차

5주차(1, 2강)

1. 1) 牙结石
   2) 牙菌斑
   3) 牙周病
   4) 洗牙
2. 4) 少吃食物, 定期看牙医。
3. 1) (1) 6개월에 한번
   2) (2) 플러그
   3) (3) 기계의 자극 때문에
4. 1) (2) 통증이 심하다
   2) (2) 항민감성 치약 사용
5. (3) 잇몸이 부어 보인다.

6주차(1, 2강)

1. (1) 牙齿坚固
2. (2) 及时治疗
3. 1) (3) 清除
   2) (1) (X)
      (2) (X)
      (3) (X)
4. 1) (1)硬度高
   2) (3)价格较便宜

7주차(1, 2강)

1. 1) (3) 상처를 봉합한다
   2) (2) 마취한다-잇몸을 연다-힐링어버트먼트를 세운다-의치를 끼운다
2. 1) (2) 옆의 치아에 영향을 준다
   2) (3) 옆 치아에 영향을 주지 않는다
3. 1) (2) 需要依附邻牙

2) (4) 依附邻牙

4. 1) (3)염증과 괴사를 일으킬 확률이 없다

5. 1) (3) 有缺失牙的人

6. 1) (1) (X)

(2) (X)

(3) (O)

(4) (O)

9주차

1강

1. 1) 产检 2) 害喜 3) 铁剂
2. 宫高-자궁높이/ 胎位-태아위치/ 胎心-태아심장/ 腹围-복부둘레/ B超-초음파/ 菠菜-시금치/ 海草-해초
3. 1) 보아하니 지금의 상태는 양호합니다
   2) 시간 맞춰 약 드세요
   3) 빈혈에 좋은 음식을 많이 드세요
4. 导致/ 稀/ 贫血/ 服用/ 影响

2강

1. 1) (O) /2) (X) / 3) (O)
2. 1) (O) /2) (O) / 3) (X)
3. 3) 使用抗生素来预防感染的发生
4. 1) 自然分娩 2) 无痛分娩 3) 剖腹产
5. 1) 자연분만 2) 무통분만 3) 무통분만 4) 제왕절개

10주차

1강

1. (3)
2. (3)
3. (1) (O) / (2) X / (3) X / (4) (O) / (5) (O)
   (1) 한 숨 돌리다
   (2) 잠을 못 이루다
   (3) 대량 소모
   (4) 몸이 수척해지다
   (5) 기관 기능이 쇠퇴 되다
5. 虽然 / 如果
6. (3) 贫血

2강

1. (3) 体重增加
2. 放射/ 化学
3. (3) 放射治疗-肿瘤类型-病人的整体状况
4. (4) 性格外向的人群
5. (1) 破坏癌细胞
6. (4) 延长患者的生命
7. (3) 多吃肉类食物

11주차

1강

1. (3) 贫血
2. (2) 头晕
3. (1) 호흡이 빨라지다 (2) 오한 (3) 혼절 (4) 어지러움, 현기증
4. (4) 年龄小的人

5. (1) (O) (2) (O) (3) (X)

6. (1) (O) (2) (O) (3) (X)

2강

1. (3) 年龄低的人的常见病

2. (4) 熟睡

3. (1) 가슴이 답답하다 (2) 가슴이 두근거리다 (3) 가슴이 고동치다 (4) 조급해하다

4. (4) 多吃肉食

5. (3) 注意节食

6. (1) 增加血液供应

12주차

1강

1. (3) 头昏

2. (4) 骨质破坏

3. (1) 免疫机能增强

4. (4) 食欲旺盛

5. (1) (O) (2) (O) (3) (X) (4) (X)

6. (1) 가슴이 답답하다 (2) 척수 (3) 마비되다 (4) 소용없다 (5) 골치아프다

2강

1. 1) (O) 2) (X) 3) (O)

2. (3) 握手

3. (4) 止汗

4. (1) 기침 (2) 가래에 피가 동반되다 (3) 각혈

5. (2) 食具、衣物清洗

13주차

9주차(1, 2강)

1. 害喜
2. (3) 아이의 건강과 성별검사
3. (4) 자궁둘레
4. (3) 혈장의 증가로 혈액이 묽어져서
5. (3) 贫血
6. (1) 自然分娩　(2) 剖腹产　(3) 无痛分娩

10주차(1, 2강)

1. (4) 癌细胞释放出多种臭味
2. (1) 肿块生长慢
3. 1) (3) 肺癌
   2) (1) 胰脏癌
4. (1) (O)
   (2) (O)
   (3) (X)
   (4) (O)
   (5) (O)
5. 1) (3) 食管癌
   2) (1) 肺癌
6. 1) (2) 少吸烟, 少酗酒。
   2) (3) 위에 큰 부담을 준다

11주차(1, 2강)

1. 1) (4) 背痛
   2) (1) 숨이 고르다
2. 1) (3) 혈청
   2) (1) (O) (2) (O) (3) (O) (4) (X)

3. 1) (2) 熟睡

2) (4) 성생활이 안된다

4. (3) 摄入高脂肪食物

5. 1) (3) 몸 보충을 많이 해야 한다

2) (1) 保持情绪稳定- 정서안정 (2) 闷闷不乐- 우울하다 (3) 急躁、激动 조급하고 흥분하다

6. 1) (3) 增加血液供应

2) (4) 对心脏供血增加-诱发心绞痛

12주차(1, 2강)

1. 1) (4) 수소 화합물

2) (1) 铀:우라늄 (2) 镭:라듐 (3) 碳:탄소 (4)氢:수소

2. 1) 乏力- 무기력해지다/ 消瘦- 수척해지다/ 无济于事- 소용없다/ 瘫痪- 마비되다 / 脊髓- 척수

2) (1) 腰痛

3. 1) (2) 급성 전염병

2) (1) 기침하다 (2) 재채기하다 (3) 결핵균

4. 1) (3) 숙면

2) (1) 高热可持续数周

5. 1) (3) 熟睡时汗止

2) (3) 血中带痰

의료 중국어 회화 ❷

의료 중국어회화2

초판 인쇄 2016년 8월 26일
초판 발행 2016년 9월 2일

지은이 김진아
발행인 김인철
총괄 · 기획 장지호 Director, University Press
편집장 신선호 Executive Knowledge Contents Creator
도서편집 김민정 Contents Creator
진수연 Contents Creator
전자책편집 최인우 Chief e-Contents Creator
마케팅 곽용창 Chief Marketing Creator
재무관리 권미경 Chief Managing Creator
김은혜 Managing Creator
발행처 한국외국어대학교 지식출판원
02450 서울특별시 동대문구 이문로 107
전화 02)2173-2493~7
팩스 02)2173-3363
홈페이지 http://press.hufs.ac.kr
전자우편 press@hufs.ac.kr
출판등록 제6-6호(1969. 4. 30)
디자인 · 편집 (주)이환디앤비 02)2254-4301
인쇄 · 제본 상지사피앤비 031)955-3636

ISBN 979-11-5901-110-8 13720 정가 15,000원
ISBN 979-11-5901-115-3 (세트)

*잘못된 책은 교환하여 드립니다.

HUINE은 한국외국어대학교 지식출판원의 어학 및 사회과학도서 Sub Brand이다. 한국외대의 영문명인 HUFS, 현명한 국제전문가 양성의(International+Intelligent)의 의미를 담고 있으며, 휴인(携引)의 뜻인 '이끌다, 끌고 나가다'라는 의미처럼 출판계를 이끄는 리더로서, 혁신의 이미지를 담고 있다.

이 책의 음원(mp3)은 한국외국어대학교 지식출판원 홈페이지(press.hufs.ac.kr) – 게시판 – 자료실에서 다운받아 사용하시기 바랍니다.